일상을 지키는 응급처치 가이드
Llife-Saving **First Aid** Guide

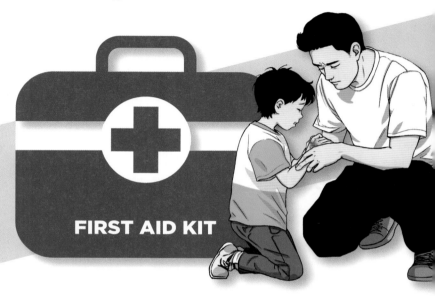

FIRST AID KIT

응급처치
구급상자

일상생활 편

이태양 저자

응급처치 구급상자 일상생활 편

1판 1쇄 인쇄 | 2025년 4월 11일
1판 1쇄 발행 | 2025년 4월 18일

지 은 이   이태양
발 행 인   장주연
출 판 기 획   최준호
책 임 편 집   성도연
편집디자인   김민정
표지디자인   김재욱
일 러 스 트   김제도
발 행 처   군자출판사(주)
              등록 제 4-139호(1991. 6. 24)
              본사 (10881) **파주출판단지** 경기도 파주시 회동길 338(서패동 474-1)
              전화 (031) 943-1888   팩스 (031) 955-9545
              홈페이지 | www.koonja.co.kr

ISBN 979-11-7068-247-9
정가 20,000원

응급처치 구급상자

일상생활 편

예측할 수 없는 응급상황은 언제든 발생할 수 있습니다. 요리를 하다 손을 베거나, 출퇴근길에 넘어지거나, 아이가 갑자기 고열로 경련을 일으키는 등 일상에서는 다양한 위험이 존재합니다. 이때 신속하고 정확한 응급처치는 부상의 악화를 막고 생명을 보호하는 데 결정적인 역할을 합니다. 많은 사람들이 응급처치에 대한 지식이 부족하거나, 알고 있더라도 실제 상황에서 당황하여 제대로 대처하지 못하는 경우가 많습니다.

실생활에서 흔히 발생하는 응급상황을 일반인도 쉽게 대처할 수 있도록 상황별 응급처치 방법을 쉽게 설명하였습니다. 단순 이론이 아닌 실제 적용할 수 있는 실전스킬을 배울 수 있습니다.

응급처치는 왜 중요할까요?

적절한 대처는 부상을 줄이고, 생명을 구하는 데 중요한 역할을 합니다. 예를 들어, 심정지 환자에게 즉각적인 심폐소생술(CPR)을 시행하면 생존율을 높일 수 있으며, 기도가 막힌 사람에게 하임리히법을 적용하면 질식 상황에 대처할 수 있습니다. 의료인이 아니더라도 누구나 배울 수 있으며, 평소 준비하고 익혀 두면 위급한 상황에서 침착하게 대응할 수 있습니다.

책의 구성과 활용법은 다음과 같습니다.

이 책은 다양한 응급상황을 다루며, 일상에서 흔히 발생하는 부상과 질병에 대한 응급처치법을 구체적으로 소개합니다.

1. 다쳤을 때 응급처치

손가락이 베였을 때, 넘어졌을 때, 치아가 부러졌을 때, 차에 부딪혔을 때, 높은 곳에서 떨어졌을 때, 발목이 삐었을 때 등 다양한 사고로 외상이 생겼을 때 어떻게 대처해야 할지에 대해 알려 줍니다.

2. 몸이 아플 때 응급처치

머리, 눈, 치아, 목, 가슴, 배, 허리, 옆구리, 무릎 등 신체 특정 부위에 통증이 느껴지는 상황이 생겼을 때 어떻게 해야 하는지 응급처치법을 알려 줍니다.

3. 증상별 응급처치

통증이 생기는 경우 외에 코피가 나거나 의식을 잃고 쓰러지거나 경련을 일으킬 때, 마비증상이 생겼을 때, 구토나 설사가 있을 때, 소변에서 피가 섞여 나올 때, 열이 나거나 피부가 가려울 때 등 증상에 따른 응급처치 방법을 제공합니다.

4. 상황별 응급처치

이물질을 삼켰을 때, 손톱, 발톱이 빠졌을 때, 뜨거운 물에 데였을 때, 팔이 빠졌을 때, 숨쉬기 힘들고 팔다리가 저릴 때, 쓰러졌을 때, 장애인을 위한 심폐소생술 등 상황별 응급처치에 대해 소개합니다.

5. 야외활동 응급처치

벌레나 동물에게 물렸을 때, 가시가 박혔을 때, 물에 빠졌을 때, 무언가를 잘못 먹었을 때, 덥거나 추운 곳에 오래 있었을 때 등 주로 야외활동에서 발생하는 응급상황에서의 대처 방법을 알려 줍니다.

6. 알아 두면 유익한 응급처치 Tip

나만의 여행 응급처치 키트, 집에 항시 비치하는 구급상자 만들기, 교통사고나 화재 현장, 쓰러진 사람 목격 시 행동 요령, 출산을 앞둔 임산부에게 필요한 내용, 소아와 영아 소생술까지 알려드립니다.

응급처치는 특정 전문가만이 할 수 있는 게 아닙니다. 기본적인 응급처치 방법을 익혀 두면, 자신뿐만 아니라 가족과 주변 사람들의 생명을 지키는 데 큰 도움이 됩니다. 이 책이 여러분이 생활 속 응급상황에서 도움될 수 있는 든든한 안전 가이드가 되길 바랍니다.

이태양 드림

목 차

01 다쳤을 때 응급처치

02 몸이 아플 때 응급처치

03 증상별 응급처치

목차

06 알아 두면 유익한 응급처치 Tip

💗 이런 경우엔 병원에 빨리 가야 해요!

병원에 가야 하는 '응급환자'와 '응급증상'

'응급'이란 질병, 분만, 각종 사고와 재해로 다치거나 위급한 상황에 놓여서 즉시 필요한 응급처치를 받지 않으면 생명을 보존할 수 없거나 중대한 위해가 발생할 수 있는 상황을 말합니다. '응급환자'는 '응급증상'이 있는 아픈 사람을 말합니다. 어떻게 아픈 사람들을 말하는 걸까요? 아래에 나열된 경우는 병원에 꼭 가야 하는 상황입니다.

(1) 의식장애가 있는 경우
움직이지 않고, 깨워도 반응이 없는 경우, 머리가 다쳤는데 구토를 하는 경우, 그리고 몸을 움직일 수 없는 마비 증상도 포함됩니다.

(2) 숨 쉬기 어렵거나 가슴이 아픈 경우
숨 쉬기 어려운 증상을 '호흡곤란'이라고 합니다. 숨을 쉬지 않고는 살 수가 없기 때문에 숨을 잘 쉴 수 있는지, 없는지는 매우 중요한 문제입니다. 가슴통증이 지속되는 상황은 응급상황에 해당합니다.

(3) 먹으면 안 되는 물질을 먹거나 마신 경우
먹었을 때 해가 되는 독성 물질을 먹은 경우입니다. 수면제 등 고의로 약을 한번에 많이 복용한 경우도 위험한 상황에 해당합니다. 상한 음식을 먹은 경우는 해당하지 않습니다.

(4) 수술이 필요할 정도로 심하게 다친 경우

넓은 면적에 화상을 입거나, 팔, 다리 등 큰 뼈가 부러진 경우, 신체부위가 절단되어서 피가 멈추지 않는 경우 등이 해당합니다.

(5) 그 외 기타 응급증상

눈에 화학물질이 들어간 경우, 벌에 쏘였는데 온몸이 붓고 가렵고, 붉은 반점이 보이는 경우, 소아가 경련을 일으키는 경우, 다른 사람을 해할 우려가 있는 정신장애도 여기에 포함됩니다.

💙 응급실에 갈 것인가? 외래접수 할 것인가?

응급에 준하는 증상, 내버려두면 더 아파요!

아픈 시간이 지속되거나 통증이나 몸의 불편함이 심한 경우 병원진료가 필요합니다. 빠른 치료가 필요한 응급환자 외에도 응급으로 발전할 수 있는 증상들이 있습니다. 병원에 가지 않은 채 괜찮아질 거라고 생각하고 그대로 두었다간 더 많이 아플 수 있습니다. 아래 설명하는 내용들은 '응급에 준하는 증상'입니다.

(1) 너무 심하게 어지럽거나 쓰러졌을 때의 기억이 없는 경우
(2) 숨 쉬기 불편한 호흡곤란이 지속되거나 숨을 가쁘고 빠르게 쉬는 과호흡 증상
　 이 있는 경우
(3) 뼈가 부러지거나 심하게 부어오른 경우, 어깨나 턱 등의 관절이 빠진 경우
(4) 지혈했는데도 피가 멈추지 않는 경우
(5) 8세 이하 소아가 38도 이상 열이 나는 경우, 경련이 동반된 경우

(6) 분만이나 출혈 등 산부인과 검사나 처치가 필요한 상황
(7) 눈, 코, 귀 등 신체부위에 이물질이 들어가 제거가 필요한 경우

위와 같은 '응급증상' 및 '응급에 준하는 증상'에 해당하지 않는 경우는 대부분 병의 정도가 가벼운 '경증환자'에 속합니다. 되도록 응급실보다는 아픈 부위에 맞는 진료과를 선택하여 병원을 찾아야 합니다. 아픈 부위에 따라 아래의 여러 진료과를 선택할 수 있습니다.

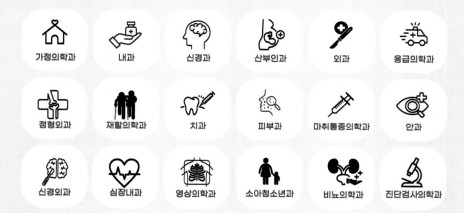

💜 응급처치에서 나이의 구분

응급처치에서는 나이의 구분이 일반적인 기준과 다릅니다.

심폐소생술에서의 나이

(1) 신생아: 출산된 때로부터 4주까지

(2) 영아: 만 1세 미만의 아기

(3) 소아: 만 1세부터 만 8세 미만까지

(4) 성인: 만 8세부터

의약품 처방 나이 기준

* 의약품국제조화회의(ICH) 가이드라인을 기준으로 합니다.

(1) 신생아: 28일 이상부터 24개월 미만

(2) 영아: 28일 이상부터 24개월 미만

(3) 소아: 24개월 이상부터 만 12세 미만

(4) 청소년: 만 12세부터 만 19세 미만

(5) 성인: 만 19세 이상

(6) 고령자: 만 65세 이상

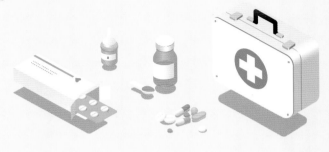

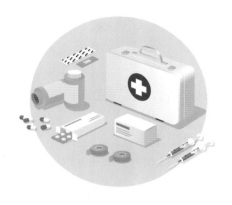

01

다쳤을 때
응급처치

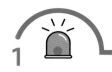

손가락을 베였을 때

➕ 피가 날 때 멈추게 하고, 상처를 보세요!

날카로운 칼이나 물체에 손가락이 베이면 즉시 출혈이 발생합니다. 이때 당황하지 말고 깨끗한 천이나 휴지로 상처 부위를 눌러 지혈해야 합니다. 가장 효과적인 방법은 멸균 거즈를 직접 대고 압박하는 것입니다. 상처가 나면 공기 중이나 날카로운 물체의 표면에 있던 세균이 피부 속으로 침투할 수 있습니다. 이러한 세균이 몸속으로 들어가면 염증을 유발할 수 있으므로, 감염을 예방하는 것이 중요합니다.

피부 상처의 특징

우리 몸속에는 동맥, 정맥, 모세혈관 등의 혈관들이 있습니다. 동맥은 피가 맑고 피부 깊숙이 있으며 심장에서 펌프질을 하는 압력 때문에 피가 뿜듯이 나옵니다. 정맥은 동맥보다 더 얕은 곳에 있어서 상처가 났을 때 피가 흘러나오기 쉽습니다. 모세혈관은 정맥에서 더 가느다랗게 나뭇가지처럼 나온 얇은 혈관으로 온몸으로 산소를 운반합니다. 모세혈관이나 정맥은 대부분 3~7분간의 압박으로 피가 멈춥니다. 피가 멈추면 상처가 감염되지 않도록 씻어 줍니다. 손을 대고 문지르지 말고, 흐르는 물에 약 5분 정도 씻어 줍니다.

하지만 상처가 깊어 출혈이 멈춘 후에도 피부가 벌어져 있다면, 병원을 방문해 인대나 신경 손상이 있는지 확인하고 봉합 치료를 받아야 합니다. 또한, 세균 감염이 의심되거나 베인 물체가 철제라면 파상풍 예방 주사를 맞는 것이 좋습니다. 파상풍 주사는 10년 주기로 맞기 때문에 어렸을 때 한 번 맞고, 남자들은 보통 군대에서도 맞습니다. 언제 맞았는지 기억이 안 나서 모를 땐 병원에 가서 진료를 받는 게 좋습니다.

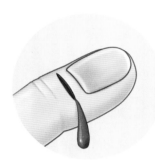 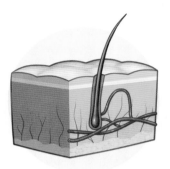

💡 응급처치 Point

① 상처 부위는 '생리식염수'를 사용하되, 만약 없다면 수돗물로 씻어 주세요.
② 피가 멈출 때까지는 멸균된 거즈, 깨끗한 천 등으로 상처를 직접 압박해 주세요.
③ 상처가 깊으면 병원에 가서 진료를 받습니다. 인대와 신경 손상, 피부 봉합 등과 함께 항생제, 파상풍 주사 처방이 필요할 수 있기 때문입니다.
④ 동맥은 상대적으로 지혈이 어렵기에 거즈나 천 위로 피가 스며들면 떼지 말고 덧댑니다.
⑤ 상처가 깊지 않은 경우, 건조한 드레싱보다 습윤 드레싱이 창상 치유에 도움이 됩니다.

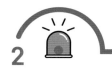

2

넘어져서 상처가 생겼을 때

➕ 넘어져서 생기는 상처는 대부분 찰과상 또는 타박상

길을 걷다가 보도블록에 걸려 넘어지거나, 킥보드를 타다 미끄러지거나, 내리막길에서 달리다 발이 꼬여 넘어지는 등 일상생활에서 넘어짐 사고는 매우 흔합니다. 특히 눈길이나 계단에서 넘어지는 경우도 많습니다. 이러한 사고로 인해 생기는 상처는 찰과상, 타박상, 열상, 찔린 상처 등 다양합니다. 대부분은 가벼운 찰과상으로 끝나지만, 심한 경우 뼈가 부러질 수도 있습니다. 이제 넘어짐으로 인해 발생할 수 있는 여러 종류의 상처에 대해 알아보겠습니다.

형태에 따른 상처의 분류

(1) 찰과상(abrasion)

가장 흔한 상처의 형태로 거친 표면에 피부가 긁히거나 미끄러져 닿을 때 발생하는 상처입니다. 바닥의 먼지나 모래, 흙 등 이물질에 의해 감염될 수 있습니다.

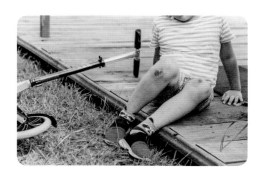

(2) 타박상(contusion)

외부의 충격으로 인해 모세혈관이 손상되면서 혈액이 피부 아래 조직으로 스며들어 멍이 드는 상처입니다. 심한 경우 뼈나 인대가 손상되어 부종이 발생할 수도 있습니다.

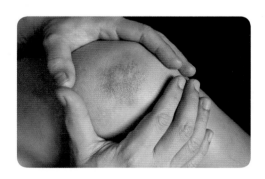

(3) 열상(laceration)

날카로운 물체에 의해 피부가 불규칙하게 찢어진 상처입니다. 혈관이 손상되어 출혈이 발생하고, 상처가 깊은 경우 인대나 신경을 다칠 수도 있습니다.

(4) 찔린 상처(puncture wound)

못, 바늘 등 뾰족한 것에 찔려서 발생하는 상처를 말합니다. 겉으로는 입구가 작아 보이지만 내부 손상이 깊어 감염이 심할 수 있습니다.

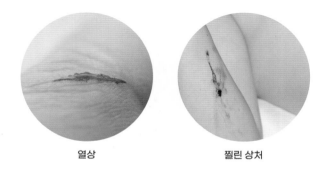

열상   찔린 상처

(5) 박리(avulsion)

피부나 조직의 일부가 찢어져 발생한 상처로 피부가 너덜너덜 달려 있는 상태입니다.

(6) 절단(amputaion)

손가락, 발가락, 팔, 다리 등 신체 일부분이 잘린 상처를 말합니다.

💡 응급처치 Point

가벼운 상처의 응급처치

① 출혈 부위는 멸균 거즈나 깨끗한 천으로 압박하고 지혈합니다.

② 이물질이 묻어 있다면 수돗물이나 생수 또는 생리식염수를 뿌려서 깨끗하게 제거합니다.

③ 피부의 겉부분인 표피층과 아래 진피층의 일부만 벗겨져서 감염되지 않으면 흉터는 생기지 않습니다.

④ 항생제 연고를 바르고 계속 야외활동을 해야 할 경우에는 반창고를 붙이면 도움이 됩니다.

⑤ 타박상은 붓고 멍들 수 있으며 만지면 통증이 있습니다. 24시간 내에는 냉찜질을 통해 부기가 빠르게 진행되지 않도록 하는 것이 도움이 됩니다. 48시간 이후에는 온찜질을 하는 게 부기를 줄여 주고 치유에 도움이 될 수 있습니다.

뼈가 삐거나 부러진 경우

① 부어오를 수 있기 때문에 냉찜질이 필요합니다.

② 편안하게 누워서 다친 부위를 심장보다 높게 올려 줍니다.

③ 부기 및 통증 감소를 위해 압박 붕대로 감아 줍니다.

④ 걷기 불편하거나 어렵다면 인대나 뼈 손상 확인을 위해 병원(정형외과)에 갑니다.

⑤ 아픈 부위는 정상적으로 돌아올 때까지 부담을 주지 않습니다. 자주 사용하지 않고, 무게중심을 두지 않도록 노력해야 빨리 좋아집니다.

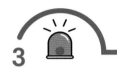

3

발목이 꺾였을 때

우리 몸속에는 206개의 뼈가 있습니다. 뼈와 뼈는 '인대'로 연결되어 있습니다. 뼈는 근육과 연결되어 있는데 그 역할은 '힘줄'이 담당합니다. 즉, 인대와 힘줄의 기능이 다릅니다. 만약 발목이 삐면 인대와 힘줄이 찢어질 수 있습니다. 또한 운동범위를 크게 벗어나면 관절에서 뼈가 분리될 수 있는데 이것을 '탈구'라고 합니다.

발목이 접질릴 수 있는 상황

(1) 축구나 농구, 풋살, 테니스 등의 운동을 할 때

(2) 계단을 오르내릴 때

(3) 차를 타고 내릴 때

(4) 넘어지면서 무게중심을 잃을 때

(5) 물이 묻은 욕실 바닥에서 미끄러질 때

발목이 꺾였을 때 나타나는 증상

(1) 발목 통증과 함께 해당 부위가 부어오릅니다.

(2) 시간이 지나면 멍이 들고, 손상 부위를 만지면 아픕니다.

(3) 오랫동안 서 있거나 많이 걸으면 증상은 점점 더 심해지고 걷기 불편합니다.

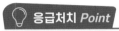

발목 염좌에서 중요한 응급처치법으로 PRICE 또는 RICE가 있습니다.

① 보호(protection, P): 최대한 움직이지 않도록 부목(패드 부목, 알루미늄 부목 등)을 적용합니다.

② 휴식(rest, R): 되도록 사용하지 않고 휴식과 안정을 취합니다.

③ 얼음(ice, I): 아이스팩으로 냉찜질을 합니다. 냉찜질은 처음 15~20분 정도 진행합니다. 아이스팩이 없으면 비닐봉지에 얼음을 담으면 됩니다.

④ 압박(compression, C): 압박 붕대로 감습니다.

⑤ 들어 올리기(elevating, E): 부기를 줄이기 위해 다리를 들어 올립니다.

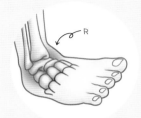  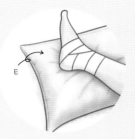

발목 염좌에서 중요한 응급처치법

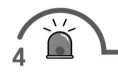

4

팔, 다리, 손가락, 발가락이 부러졌을 때

➕ 뼈에 금이 가거나 부러지는 것, '골절'

골절은 뼈가 부러지는 상태로, 외상이 가장 흔한 원인입니다. 뼈에 금이 가는 경우도 골절에 포함되며, 피로 골절과 같이 반복적인 사용이나 과도한 부담으로 인해 발생할 수도 있습니다. 골절이 생기면 통증과 부기가 나타나고, 심한 경우 뼈의 모양이 변형될 수 있습니다.

골절이 피부를 뚫고 뼈가 밖으로 노출되면 '개방성 골절', 피부 아래에서만 부러져 부어오르면 '폐쇄 골절'이라 합니다. 특히 개방성 골절은 교통사고, 무거운 물체 충격, 장비에 부딪히는 강한 외력에 의해 발생할 가능성이 큽니다. 또한, 골절 시 주변 근육, 혈관이 손상되면서 출혈이 동반될 수도 있습니다.

팔과 다리에 있는 뼈

팔과 다리에는 각각 세 개의 긴 뼈가 있습니다. 위팔에는 가장 긴 뼈(상완골)가 있고, 아래팔에는 요골과 척골, 두 개의 뼈가 있습니다. 이곳은 부러지면 아프고 부어오르며 때로는 변형이 일어나기도 합니다. 다리에도 윗부분 하나의 뼈(대퇴골)와 무릎 아래에 두 개의 뼈(경골, 비골)로 구성됩니다. 골절을 확인하기 위해 X-ray, CT 등의 검사가 필요하므로 병원에 가야 합니다.

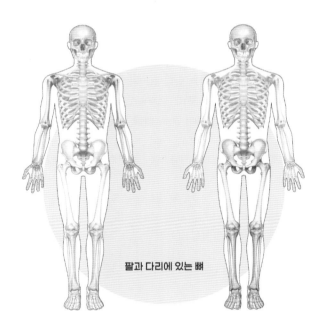

팔과 다리에 있는 뼈

손목 골절의 종류

(1) 콜리스 골절(Colles fracture)

앞으로 넘어질 때 손바닥을 짚으면 발생하고 '포크 모양'처럼 손목이 위로 꺾입니다.

(2) 스미스 골절(Smith's fracture)

뒤로 넘어질 때 손등을 짚으면 발생하고 '뒤집힌 포크모양'처럼 손목이 아래로 꺾입니다.

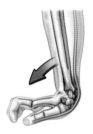

콜리스 골절

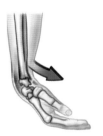

스미스 골절

① 다친 부위는 최대한 움직이지 않도록 합니다.

② 뼈가 부러질 경우, 인대가 끊어지는 듯한 소리가 날 수도 있습니다.

③ 뼈가 관절에서 어긋나는 것을 '탈구'라고 하며, 인대가 파열될 수 있습니다.

④ 다친 곳의 통증이 욱신거리면 흔히 탈구, 뼈를 만질 때 아프다면 골절을 의심해 볼 수 있습니다.

⑤ 골절이 되면 겉으로 변형되어 보이거나 뼈끼리 부딪히는 소리(염발음)가 들리기도 합니다.

⑥ 다친 곳이 부어오르는 속도를 늦추도록 붕대를 감고, 아이스팩을 댑니다.

⑦ 상처 부위에 출혈이 있다면 거즈로 지혈하고 붕대로 감아 줍니다.

⑧ 뼈가 밖으로 튀어나와 있다면 직접 압박하지 말고 두텁게 싼 뒤에 붕대로 감쌉니다.

⑨ 골절 여부를 확인하기 위해 병원에 가서 검사 및 치료를 받습니다.

⑩ 상처 부위가 겉으로 보기에 심하다고 판단되면 119에 신고하여 응급처치 및 병원 이송을 요청합니다.

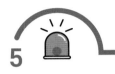

5 치아가 부러졌을 때

➕ 치과에 방문해요

어린 시절 부모님이 흔들리는 치아를 실로 묶어서 손바닥으로 이마를 치며 잡아당겼던 기억이 있을 수 있습니다. 치과에 가지 않고, 실을 사용하지 않아도 사과같이 딱딱한 과일을 깨물거나 치아에 츄잉캔디를 붙여서 떨어지게 하는 방법도 있습니다. 유치는 자연적으로 빠질 수도 있으나, 외상으로 부러지는 경우도 종종 발생합니다. 이때 치아가 부러지면서 지지하고 있던 치주인대가 손상될 수도 있습니다.

치아 골절 시 주의 사항

(1) 치아는 생후 6개월부터 나서 위아래 20개, 영구치는 32개가 납니다.
(2) 원치 않는 사고로 인해 유치가 아닌 영구치가 부러지는 일이 발생하기도 합니다.
(3) 치아가 손상되거나 빠지게 되면 영구치는 최대한 다시 살려야 합니다.
(4) 아이들은 중심을 잃고 넘어질 때, 주변에 가구에 부딪히거나 바닥에 치아가 닿으면서 깨지거나 밀릴 수도 있는데 입안의 출혈도 많고, 오랜 기간 교정이 필요할 수도 있습니다.

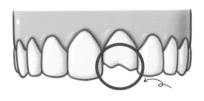
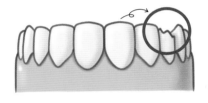

① 출혈이 발생하면 거즈나 깨끗한 천을 물어서 지혈합니다.
② 치아가 빠진 경우, 치아를 그대로 빠진 부위에 끼워 넣고 입을 다문 후 치과를 방문합니다.
③ 치아를 담글 수 있는 용액(생리식염수, 우유 등)에 넣어서 병원에 가져갑니다.
④ 치아의 뿌리(치근) 부위는 손으로 잡지 않도록 주의합니다.
⑤ 치아가 오염된 경우, 흐르는 물이나 생리식염수로 조심스럽게 닦아낼 수 있습니다.
⑥ 치아를 만질 때는 뿌리 부분에 남은 조직을 건들지 않도록 주의해서 잡습니다.
⑦ 치아가 뿌리째 빠지거나 심하게 손상된 경우, 치과 전문의가 있는 병원으로 가야 합니다.
⑧ 일반적으로 1시간 이내에 치과에 방문해야 빠지거나 부러진 영구치를 살릴 가능성이 높아집니다.

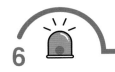

6

차에 부딪혔을 때

➕ 즉각적인 조치와 사후 관리가 중요해요

교통사고는 예기치 못한 순간에 발생하며, 단순한 접촉 사고부터 심각한 부상까지 다양한 형태로 이어질 수 있습니다. 우리나라는 인구 10만 명당 교통사고 발생률이 높은 편이며, 특히 보행자와 차량 간 사고가 빈번하게 일어납니다. 차량에 부딪히는 사고는 순간적으로 당황하여 적절한 대처가 어려울 수 있으며, 사고 직후에는 부상의 정도를 즉시 파악하기 어려운 경우가 많습니다.

따라서 신속한 조치와 사후 관리가 필수적입니다. 교통사고 발생 시 당황하지 않고 효과적으로 대응하려면, 사고 현장에서의 응급처치와 이후 필요한 절차를 숙지하는 것이 중요합니다. 사고 초기에는 우선 안전을 확보한 후, 피해자의 상태를 확인하고 적절한 조치를 취하는 것이 추가적인 사고를 예방하고 피해를 최소화하는 핵심적인 대응 방법입니다.

내가 다쳤을 때, 교통사고 대응 방법

(1) 일반적으로 가해 차량의 운전자와 연락처를 주고받고 보험사에 사고 접수를 합니다.
(2) 병원으로 이동한 후 가해자에게 받은 사고 접수 번호를 토대로 치료받으면 됩니다. 단, 상대방이 보험 접수를 거부하는 문제가 생길 수도 있습니다.
(3) 차에 부딪히는 사고가 나면 당시에는 놀라고 경황이 없어서 몸이 괜찮게 느껴질 수도 있습니다. 심각하게 다치지 않은 것 같아도 다음 날 이상하게도 자고 일어

나면 아예 몸을 일으키지 못하는 경우가 많습니다. 따라서 바로 합의하지 말고 일단 충분한 치료를 먼저 하는 것을 권장합니다.

차량과 차량 사고일 때

(1) 사고난 차량 주변을 다양한 각도에서 사진을 남기면 좋습니다.
(2) 차량의 진행방향과 파손 부위 등 기록을 동영상으로 한 번에 기록하면 더욱 효과적입니다.
(3) 차량의 블랙박스를 확인하고 확보합니다.
(4) 경찰에 신고하고, 보험 접수를 한 후 다친 곳이 있다면 119에 신고합니다.
(5) 교통사고 이후 추가적인 사고가 일어나지 않도록 삼각대를 설치해 둡니다.
(6) 만약 고속도로에서 차량이 심하게 파손된 경우, 한국도로공사(1588-2504)에 전화하여 고속도로 긴급 무료 견인 서비스를 신청하면 차량을 가장 가까운 안전지대로 신속하게 견인해 줍니다.

💡 응급처치 Point

① 의식이 있는지 없는지 확인합니다.
② 의식이 없으면 반응 및 호흡 확인 후 119에 신고하고 지체 없이 '가슴압박'을 시행합니다.
③ 의식이 있으면 어디가 가장 불편한지 물어보고 고개는 최대한 움직이지 않도록 합니다.
④ 머리부터 발끝까지 아픈 부위가 있는지 확인하고, 119 구급대가 오면 알려 줍니다.
⑤ 다친 사람이 차량 내에 있으면 뒷좌석이나 옆으로 들어가 고개를 최대한 움직이지 않도록 도와줍니다.
⑥ 만약 차량에 치인 경우, 머리 손상(찢어져 피가 나는지, 혹이 나듯 부어오르는지 등) 여부를 확인합니다. 몸과 팔다리에 외상 부위가 있는지 확인합니다. 의식이 깨어 있다면, 머리와 척추가 크게 다치지 않도록 움직이지 않게 도와주는 것이 중요합니다.

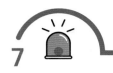

7

전기에 감전되었을 때

➕ 인공호흡을 해야 합니다

전기는 현대 생활에서 없어서는 안 될 필수적인 에너지이지만, 그만큼 사고 발생 시 큰 위험을 동반합니다. 감전 사고는 가정, 직장, 야외 등 장소를 불문하고 예상치 못한 순간에 발생할 수 있으며, 단순한 저압 감전부터 심각한 고압 감전까지 다양한 형태로 나타납니다. 특히 감전은 보이지 않는 전류로 인해 내부 장기 손상이나 심정지 등 외형적으로는 드러나지 않는 심각한 부상을 초래할 수 있습니다.

감전 사고는 대처 방법에 따라 피해의 정도가 달라질 수 있습니다. 사고 발생 시 즉각적인 전원 차단과 올바른 응급처치가 중요합니다. 환자의 상태를 빠르게 판단하고 필요한 조치를 취해야 합니다. 전기 사고는 생명을 위협할 수 있는 응급 상황인 만큼, 기본적인 대처법을 숙지하고 있는 것이 필수입니다.

감전 손상 시 알아야 할 사항
(1) 감전 사고에서는 전류의 강도와 종류, 신체의 어떤 부위를 관통했는지 경로와 노출 시간이 중요합니다.
(2) 일반적으로 교류가 직류보다 더 위험하고 저압의 전류에서 근육수축과 함께 심정지까지 발생할 수 있습니다.
(3) 전기에 의해 화상을 입을 수 있고, 신경과 근육이 손상될 수 있습니다.
(4) 환자를 만지기 전에 전원이 차단되었는지 확인합니다.
(5) 보통 전기가 들어간 경우 발생한 상처와 빠져나간 쪽의 상처 등을 확인하며 지

나간 부분의 장기 손상을 의심해 볼 수 있습니다. 외관으로 보는 것보다 몸 안은 더 심하게 다쳤을 확률이 높습니다.

(6) 몸이 전기에 감전되면 쇼크로 호흡이 정지될 수 있고 혈액 내 산소가 약 1분 내에 줄어들기 시작하여 몸에 산소가 부족한 현상이 나타납니다. 따라서 산소를 공급할 수 있도록 인공호흡을 해야 합니다.

(7) 가정용 220V에 감전되면 전류가 심정지와 뇌 손상을 줄 수 있습니다. 심장이 멈춘 환자에게 심폐소생술을 할 때, 인공호흡은 생략하고 가슴압박만 하도록 권고하고 있으나, 물에 빠지거나 질식이 있는 경우와 마찬가지로 감전된 환자에게도 인공호흡을 통한 산소 공급은 꼭 필요한 처치입니다.

(8) 전기에너지가 큰 경우에는 근육을 수축시키는 힘이 커서 뼈를 부러뜨릴 수도 있습니다.

(9) 감전된 채 몸이 전기가 흐르는 곳에 붙어 있다면 전기가 통하지 않는 것으로 환자를 떼어 냅니다.

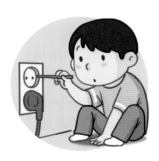

① 의식이 있는지 확인합니다. 의식이 있는 경우, 외상 부위를 확인합니다. 의식이 없는 경우, 10초간 호흡을 확인한 후 119에 신고하고 '가슴압박'을 시행합니다.

② 환자의 기도 확보를 위해 머리를 뒤로 젖혀 줍니다.

③ 인공호흡을 할 때에는 환자의 콧구멍은 막고 입으로 입술 전체를 덮은 후 평소에 숨 쉬듯 1초간 불어 넣습니다.

④ 다시 가슴압박을 하고, 만약 주변에 다른 사람이 있다면 자동심장충격기(AED)를 직접 가지고 오거나 119에 신고해서 가져올 수 있도록 도움을 요청합니다.

⑤ 구급대원이나 자동심장충격기(AED)가 도착하기 전까지는 가슴압박(30회)과 인공호흡(2번)을 지속합니다. 인공호흡이 어렵다면 가슴압박만이라도 해야 합니다.

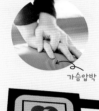
가슴압박

⑥ 두 번의 인공호흡을 하는 시간이 10초가 넘지 않도록 주의합니다.

⑦ 자동심장충격기가 도착하면 전원을 켜도록 요청하고 그동안 가슴압박은 계속 지속합니다. (전원이 켜지면 안내음성이 나오는 시간이 생각보다 깁니다. 가슴압박을 30번 정도 더 할 수 있습니다.) 패드는 우측은 쇄골 아래, 좌측은 옆구리 쪽에 붙입니다. 자동심장충격기에 패드를 붙이는 그림 안내가 설명되어 있으니 참고하면 됩니다.

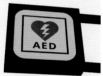
자동심장충격기

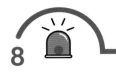

8

높은 곳에서 떨어졌을 때

+ 떨어진 사람은 움직이지 않게 하는 것이 최선!

산업현장이 아닌 일상생활 중에서도 높은 곳에서 떨어지는 일은 언제든지 발생할 수 있습니다. 예를 들어, 아이들이 놀이터에서 놀다가 본인의 키보다 높은 곳에서 떨어질 수 있습니다. 집에서 형광등을 교체하거나 벽에 못을 박으려고 의자 위에 올라갔다가 떨어지는 경우도 있습니다. 절대 생겨선 안 되는 안타까운 일이지만 시험 성적이 떨어지거나 친구의 괴롭힘으로 인해 목숨을 끊기 위해서 학교 옥상 또는 아파트에서 뛰어내리는 경우도 '떨어짐 사고'에 해당됩니다.

떨어진 환자에게 벌어지는 현상

6m 이상의 높은 위치에서 떨어지는 경우는 '중증외상'을 일으키는 위험 요인에 해당됩니다. 무게중심을 잃고 떨어지는 경우, 낮은 높이더라도 많이 다칠 수 있습니다. 높이가 높을수록, 몸무게가 많이 나갈수록, 바닥면의 재질이 단단할수록 손상은 더 심해집니다. 어린아이는 머리가 더 크고, 무거워서 떨어질 때 바닥에 머리가 먼저 닿을 확률이 높습니다.

심각한 두통이나 어지럼증, 구토나 경련 등의 증상이 동반되면 충격으로 뇌압이 올라간 징후일 수 있으니, 꼭 신속히 병원에 가서 진료를 받아야 합니다. 떨어질 때, 딱딱한 바닥에 부딪히면서 발생한 에너지를 몸이 전부 흡수하기 때문에 충격을 견디다 못해 뼈가 부러지고 몸 속의 장기도 손상될 수 있습니다.

떨어진 환자가 발생했을 때, 응급처치

119 구급대가 현장에 도착하기 전까지는 불필요한 움직임을 최소화해야 합니다. 척추뼈는 가능한 한 일직선으로 유지하고, 발견된 자세 그대로 두는 것이 가장 안전합니다. 우리 몸의 뇌에서 나온 신경다발은 척추를 따라 연결되는데, 이를 '척수'라고 합니다. 척수는 척추뼈에 의해 보호되지만, 강한 충격이나 높은 곳에서의 낙상으로 인해 척추가 손상될 수 있습니다.

특히, 척추뼈 사이에는 추간판(디스크)이 위치하는데, 골절이나 충격으로 인해 추간판이 튀어나오거나 부러진 뼛조각에 의해 압박을 받으면 일시적인 마비나 신경 손상이 발생할 수 있습니다. 따라서 척추 손상이 의심될 경우, 함부로 움직이지 않고 전문 의료진의 처치를 기다리는 것이 중요합니다.

환자가 말을 할 수 있을 정도로 의식이 있다면, 감각이상이 있는지 물어볼 수 있습니다. 의식이 남아 있으면 계속 움직이려고 할 수 있는데 목과 등으로 이어진 척추가 일직선이 되도록 환자의 머리를 고정하고, 구급대원이 올 때까지 안정시키는 것이 중요합니다. 구급대원이 오면 '경추보호대'를 목에 채우고 움직임을 최소화하도록 고정하여 병원에 이송합니다. 그 전까지 안심시키고 움직이지 않도록 권고하는 게 일차적인 목표입니다.

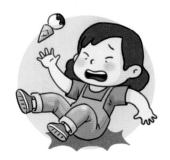
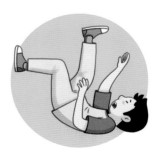

머리를 고정하는 방법

(1) 움직이지 않도록 머리를 지지하는 방법

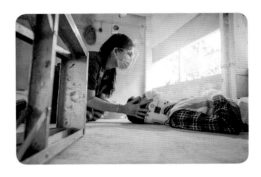

(2) 어깨 부위 근육(승모근)을 지지하는 방법

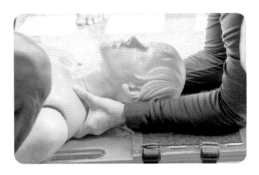

(3) 무릎 사이에 머리를 넣어 지지하는 방법

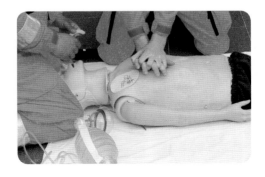

02

몸이 아플 때
응급처치

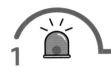

1

숨 쉬기가 힘들 때

✚ 호흡곤란은 대부분의 환자가 주관적으로 느낍니다

호흡은 생명을 유지하는 가장 기본적인 생리 현상으로, 단 몇 분만 방해를 받아도 몸 전체에 치명적인 영향을 끼칠 수 있습니다. 호흡곤란은 폐, 심장, 기관지 등 호흡계 및 순환계 이상으로 인해 발생할 수 있으며, 천식, 기흉, 알레르기 반응, 심근경색 등 다양한 질환과 관련이 있습니다. 상황에 따라서는 단순한 스트레스성 과호흡에서부터 생명을 위협하는 응급상황까지 이어질 수 있습니다.

호흡곤란을 겪는 사람은 종종 극도의 불안감을 느끼며 이는 증상을 악화시킬 수 있습니다. 따라서 응급상황에서는 정확한 원인을 신속히 판단하고, 환자의 상태를 안정시키는 것이 중요합니다. 누구나 경험할 수 있는 호흡곤란에 대한 올바른 대처법을 알고 있다면, 위기 상황에서 환자의 생명을 구하는 데 큰 역할을 할 수 있습니다.

호흡곤란이 발생하는 상황
(1) 충격이나 스트레스를 받았을 때
(2) 가슴통증과 함께 폐에 공기가 찬 '기흉'이 생겼을 때
(3) 얼굴 부위에 화상을 입어서 목구멍이 부어오를 때
(4) 벌에 쏘여서 심한 알레르기 반응에 의해 저혈압이 생기고, 기도가 부어오를 때
(5) 이물에 의해 기도가 막혔을 때
(6) 천식이나 만성 폐쇄성 폐질환, 울혈성 심부전 등의 질환이 있을 때
(7) 그 외 심근경색증이나 협심증, 코피를 흘릴 때

응급처치 *Point*

① 천식 등 기관지가 좁아져 숨 쉬기 힘든 경우에는 '기관지 확장제'를 입에 넣고 뿌립니다. (숨을 크게 들이쉬는 타이밍에 맞춰서 뿌려야 합니다.)

② 기도가 막힌 경우에는 등을 두드리거나 '하임리히법'을 시행합니다. 단, 부분적으로 기도가 막힐 때에는 말과 기침을 할 수 있기에 '기침'을 하도록 유도합니다.

③ 등을 두드릴 때에는 숨을 내쉬는 타이밍에 맞춰서 양쪽 견갑골 사이를 두드립니다.

④ 하임리히법을 할 때에는 주먹을 쥔 다음 일자로 누르는 것이 아니라 갈고리 모양으로 위를 향해 누릅니다.

⑤ 숨 쉬기 힘든데 가슴이 같이 아플 때에는 병원에 가야 합니다. 몸이 마르고 키가 큰 성인 남자인 경우, 기흉을 의심해 볼 수 있는 체형에 해당됩니다.

⑥ 가슴이 아픈 것이 멈추지 않고, 호흡곤란이 있는 경우에는 119 구급대를 부르거나 응급실에 내원하여 심전도 검사를 받아야 합니다.

⑦ 벌에 쏘였는데 온몸이 가렵고 붉은 반점이 일어나는 경우, 과민성 알레르기 반응(아나필락시스)으로 쇼크의 위험이 있어서 빨리 119 구급대를 부르거나 응급실에 내원해야 합니다.

⑧ 숨을 너무 가쁘게 많이 쉬거나(과호흡 증후군) 팔다리가 저린 증상이 지속되면 심리적 안정을 취하도록 노력합니다. 비닐봉지나 종이봉투를 입에 대는 것은 저산소증 등 증상을 악화시킬 수 있어서 추천하지 않습니다.

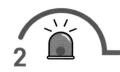

2

머리가 아플 때

➕ 두통은 흔한 증상입니다

두통은 누구나 한 번쯤 겪어본 흔한 증상이지만, 그 원인과 양상은 매우 다양합니다. 단순 피로나 스트레스로 인한 두통부터 심각한 질환의 신호일 수 있는 두통까지, 다양한 원인에 따라 대처 방법이 달라질 수 있습니다.

특히 반복적으로 발생하는 두통이나, 기존에 경험하지 못한 새로운 형태의 두통은 단순한 증상으로 넘겨서는 안 됩니다. 두통은 일상생활의 질을 크게 저하시킬 뿐만 아니라, 때로는 빠른 응급조치가 필요한 상황으로 이어질 수도 있습니다. 따라서 두통의 원인을 정확히 파악하고, 적절히 대처하는 것이 중요합니다.

두통의 종류

(1) 일차성 두통

특별한 원인이 없는 경우로 본인은 고통스럽지만 크게 생명을 위협하는 경우는 거의 없습니다. 반복적으로 발생하기에 진통제를 자주 먹으면 만성으로 진행될 수 있습니다. 뒷목이 뻣뻣하거나 당기는 느낌이 드는 경우를 '긴장성 두통'이라고 부릅니다. 일상적으로 편두통이라 부르는 두통도 여기에 해당됩니다. 관자놀이와 머리 옆쪽에서 심한 통증을 일으키며 30분이나 한 시간 정도 지속되고 코막힘, 콧물, 눈꺼풀이 처지거나 눈물이 나는 경우, 열로 인해 안면홍조 등이 일어나는 증상이 동반되는 것을 '군발 두통'이라고 합니다. 잠을 잘 못 자거나 긴장이나 피로가 쌓인 것 등이 원인이 됩니다.

(2) 이차성 두통

특별한 원인이 있어서 발생하며, 심각한 두통에 해당됩니다. 뇌출혈이나 뇌종양, 뇌막염 등의 질환이 있을 수 있고, 사람마다 양상이 다르지만 이전에 없던 통증이 갑자기 생기거나 마비, 발열, 시력저하, 어지럼증 등이 동반될 경우 의심해볼 수 있습니다. 두통이 점점 심해지거나 고혈압이 있는 경우, 구토감이 있으면 병원에 가서 정밀검사를 받아 보는 것을 추천합니다.

두통의 위치별 주요 원인

(1) 이마와 눈 주변 통증

긴장성 두통, 편두통, 부비동염, 눈의 피로

(2) 머리 한쪽만 통증이 있는 경우

편두통, 군발두통

(3) 뒷목과 후두부 통증

긴장성 두통, 고혈압, 목 디스크 관련 두통

(4) 두피 전체가 조이는 듯한 통증

긴장성 두통, 스트레스

(5) 관자놀이에 통증이 있는 경우

편두통, 측두동맥염

동반 증상으로 알아보는 위험 신호

(1) 시야가 흐려지거나 시력 저하
뇌종양, 녹내장

(2) 구토, 메스꺼움
편두통, 뇌압 상승

(3) 감각 저하, 마비
뇌졸중, 뇌출혈

(4) 발열과 두통
뇌수막염, 전신 염증 반응

(5) 천둥이 치는 것처럼 강렬하고 극심한 통증
뇌출혈, 뇌동맥류 파열

두통 완화를 위한 자가관리 방법

(1) 휴식
조용하고 어두운 환경에서 휴식을 취합니다.

(2) 찜질 요법
차가운 물수건으로 이마를 식히거나, 긴장성 두통에는 따뜻한 찜질로 목과 어깨근육을 이완시킵니다.

(3) 수분 섭취
두통이 탈수로 인해 발생하는 경우 물을 충분히 마시는 것이 효과적입니다.

(4) 깊은 호흡과 스트레칭
긴장 완화에 도움이 됩니다.

(5) 카페인 섭취

소량의 카페인은 혈관 수축을 도와 두통 완화에 효과가 있을 수 있지만 과다 섭취는 피해야 합니다.

① 일상생활이 불편할 정도로 통증을 느낄 경우에는 '진통제'를 먹습니다.

② 진통제를 먹어도 한 달에 15일 이상, 약 3개월 정도 통증이 지속되면 약물과다에 의한 두통으로 간주하며 '만성 두통'에 해당되므로 원인을 먼저 파악하고, 개선하도록 노력해야 합니다. 원인으로는 주로 수면 부족, 정서적 스트레스, 잘못된 자세로 장시간 근무 등이 있습니다.

③ 혈액순환이 원활해지도록 머리를 지지하고 스트레칭과 마사지를 해 줄 수 있습니다.

④ 조용하고 어두운 환경에서 휴식을 취하고, 머리와 눈 위에 차가운 물수건을 올려 놓습니다.

⑤ 신선한 공기를 마시고, 알코올이나 카페인이 들어간 음식을 피합니다.

⑥ 통증이 언제 시작되었는지, 얼마나 오랫동안 아팠는지, 어느 정도 아팠는지, 어떤 부위가 아팠는지, 다른 동반된 증상이 있는지 등을 기록합니다.

⑦ 한 번도 경험하지 못한 통증이 갑자기 생기거나 구토 등 다른 증상이 동반되면 병원에 가서 진료를 받습니다.

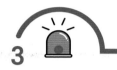

3

눈이 아플 때

➕ 눈은 어떤 구조로 이루어져 있을까요?

눈은 우리 몸에서 가장 민감하고 복잡한 구조를 가진 기관 중 하나로, 외부 환경과 가장 직접적으로 접촉합니다. 먼지, 이물질, 강한 빛, 감염 등 다양한 요인에 의해 쉽게 자극을 받을 수 있으며, 이는 일상생활에 큰 불편함을 초래하거나 심할 경우 시력 손실로 이어질 수도 있습니다.

눈의 구조

(1) 각막

눈의 가장 바깥층으로 촉촉하게 액으로 덮여 있어, 먼지나 이물로부터 눈을 보호하는 역할을 합니다. 커브로 된 디스크 모양의 투명한 재질로, 빛이 눈으로 들어옵니다.

(2) 망막

눈 안쪽 코팅으로 빛과 색 자극을 처리하여 시신경을 통해 뇌로 전달합니다. 눈에서 감각세포가 가장 조밀하게 밀집되어 있습니다.

(3) 동공

눈 가운데 있으며, 빛에 의해 크기가 변화합니다.

(4) 홍채

동공을 둘러싸고 있습니다. 카메라의 조리개 역할을 하며, 눈으로 들어오는 빛의 양을 결정합니다.

(5) 수정체

동공에 들어오는 빛을 받아 망막에 선명한 상에 맺히도록 합니다. 가까운 사물을 잘 보이게 하려고 수정체가 볼록해지고, 먼 사물을 보기 위해 납작해집니다.

(6) 황반

망막에서 시력과 색각이 가장 강한 곳입니다. 지름 약 4mm 정도 노란색의 원 모양 원추세포가 몰려 있어서 빛을 가장 선명하고 정확하게 받아들일 수 있는 부위입니다.

(7) 시신경

두께 약 0.5cm로 망막에서 뇌로 정보를 전달하는 역할을 합니다.

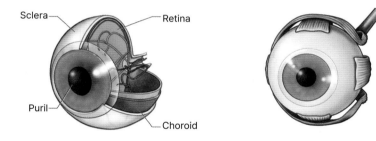

눈이 아프고 충혈되는 이유는 무엇일까요?

눈의 통증은 단순히 피로나 자극으로 인한 일시적인 증상일 수도 있지만, 심각한 안구 질환의 초기 신호일 가능성도 있습니다. 눈의 불편함은 초기 대처가 중요합니다. 눈을 비비거나 잘못된 처치를 하는 경우 상황이 악화될 수 있으므로, 원인을 정확히 파악하고 적절한 조치를 취하는 것이 필수적입니다.

눈 통증의 원인

(1) 눈 내부 감염

(2) 유행성 결막염

(3) 녹내장

(4) 시신경염

(5) 대상포진

(6) 기타: 콘택트렌즈

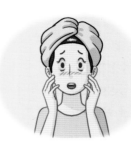

충혈의 원인

(1) 눈 감염

(2) 알레르기 반응

(3) 기침이나 재채기 등에 의해 압력이 생겨 혈관이 파열된 경우

(4) 이물이 들어가거나 각막에 외상이 생겨 긁힌 경우

병원 진료가 필요한 경우

(1) 충혈 또는 시력 저하

(2) 열, 오한, 근육통 등 몸살 기운이 동반된 경우

(3) 돌출된 눈

(4) 눈을 움직이기 어려운 경우

(5) 이물질이 들어간 경우

응급처치 Point

① 이물질이 들어간 경우 손으로 눈을 비비지 않도록 하고, 흐르는 물에 씻어 냅니다.

② 인공눈물이나 점안액, 생리식염수 등을 눈에 넣습니다.

③ 콘택트렌즈를 착용한 상태라면 세척 전 제거해 줍니다.

④ 물리적인 충격을 받았다면 10~15분간 눈을 감고 조심스럽게 냉찜질을 해 줍니다.

⑤ 이물이 눈에 박힌 경우에는 눈에 압력이 가해지지 않도록 주의하고, 양쪽 눈 모두 느슨한 붕대로 가려서 눈동자가 움직이지 않도록 합니다.

⑥ 통증이나 출혈, 이물감이 느껴질 경우 안과 진료를 받도록 합니다.

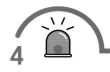

4

치아가 아플 때

➕ 살면서 누구나 경험하는 통증 중 하나!

치통은 누구나 경험하는 통증 중 하나입니다. 치과에 가기가 두렵거나, 시간이 없다는 이유 등으로 아픈 것을 참고 생활하다가 뒤늦게 치과에 가서 진료를 받고 훨씬 더 많은 비용이 청구된 경험은 한두 번쯤 해 보셨을 것입니다. 치아는 차갑거나 뜨거운 음식을 먹을 때 외에도 입안이 붓거나 뭔가 씹을 때 통증을 느낄 수 있습니다. 치아 자체에 통증이 있을 수 있고, 잇몸 염증으로 인해 아플 수도 있습니다. 달콤한 음식을 많이 먹거나 치아를 깨끗이 닦지 않아서 충치가 생겨 통증이 발생하는 경우가 가장 흔합니다. 그 외에 어떤 상황에서 치아가 아픈지 살펴보겠습니다.

치통의 원인

(1) 충치로 인해 치아가 썩어서 신경까지 손상이 생긴 경우
(2) 치석이 쌓여서 세균에 의해 잇몸이 붓는 경우
(3) 세균 감염으로 인해 치아 뿌리에 염증이 생긴 경우
(4) 사랑니가 매복되어 있는 것을 모르고 방치한 경우
(5) 치아에 금이 가서 찌릿한 느낌과 치통이 있는 경우

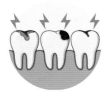
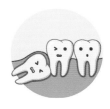

응급처치 Point

① 일반적으로 아세트아미노펜, 이부프로펜 등의 진통제를 먹습니다.
② 차가운 물을 입안에 5분 정도 머금고 있습니다.
③ 아픈 치아가 있는 볼에 얼음찜질을 합니다.
④ 따뜻한 물에 소금을 넣고 30초 정도 머금다가 가글을 합니다.
⑤ 치통이 너무 심해서 일상생활이 어려운 경우, 서로 다른 두 가지 약(아세트아미노펜, 이부프로펜)을 한 번에 복용할 수 있습니다.
⑥ 치아가 아플 때, 오랫동안 참지 말고 치과에 방문하여 치료를 받습니다.
⑦ 치아가 깨지거나 파손되어도 즉시 가까운 치과에 방문합니다.

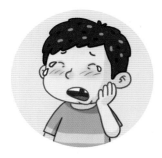

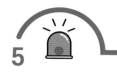

5

목이 아플 때

➕ 목 뼈가 아플 때의 상황을 알아봅시다

잠을 자고 일어난 아침부터 스마트폰을 들여다보는 현대인들은 목 뼈에 부담을 주는 자세로 긴 시간 생활하여 거북목은 물론 목디스크까지 생기기가 쉽습니다. 목 뼈가 아프면 일하거나 공부하는 데 집중할 수도 없고, 피로를 더 쉽게 느끼며 신경도 날카로워져서 일상생활을 할 때 불편해집니다. 따라서 목에 안 좋은 영향을 주는 생활습관부터 고쳐 나가는 것이 중요합니다. 자세를 바르게 하고, 운동을 해서 등과 어깨의 근육을 기르는 것도 도움이 됩니다.

목디스크를 유발하는 생활습관 바로잡기
(1) 휴대폰과 컴퓨터 모니터를 볼 때 목을 내미는 거북목 자세 교정하기
(2) 한쪽 어깨로만 가방을 매고 다니지 않기
(3) 앉아 있을 때는 허리를 곧게 펴고 바로 앉기
(4) 목에 힘이 과하게 들어가는 중량을 드는 운동을 할 때는 조심하기
(5) 본인 체형에 맞지 않는 베개는 체형에 맞는 베개로 교체하기

병원에 가야 하는 경우
(1) 다리에 마비나 저림증상이 동반된 경우
(2) 팔이나 다리에 힘이 없어지는 경우
(3) 가슴 불편감이나 숨 쉬기 어려운 느낌이 같이 드는 경우
(4) 급격한 통증이 지속되는 경우

💡 **응급처치 *Point***

① 진통제를 복용합니다.

② 근육의 긴장과 염좌를 줄이도록 스트레칭을 합니다.

③ 통증이 심한 경우, 얼음찜질을 합니다.

④ 근육이 이완되도록 15~30분 정도 온찜질을 시행합니다.

⑤ 파스를 붙이거나 바르는 소염진통제를 사용하여 아픈 부위에 바를 수 있습니다.

⑥ 소염제는 부기를 줄여 주고, 진통제는 통증을 없애며, 근이완제는 근육의 긴장을 풀어 줍니다.

⑦ 약물 처방 및 물리치료를 받을 수 있도록 병원(정형외과)에 가서 진료를 받습니다.

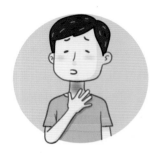

➕ 목 안이 아플 때의 상황을 알아봅시다

목 안이 아픈 경우는 대부분 감기 같은 상기도 감염으로 인후염이 발생한 경우가 가장 흔합니다. 일교차가 크고 감기 기운이 있어서 바이러스나 세균에 감염된 급성 인후염이 생길 수 있고, 흡연과 음주 등으로 만성 인후염이 생기는 경우도 있습니다. 편도염 역시 입안과 목 주변, 코 뒤쪽의 림프기관인 편도에 염증이 발생하는 경우로, 초기에 목이 아프고 건조하며 발열과 함께 편도가 부어오르면서 침이나 음식을 삼키기 어렵습니다.

그 외에도 감염증상이 없는데 목 안에 가래가 낀 것 같은 느낌이 있는 경우, 가래는 밖으로 안 나오고 자고 일어났을 때 소화가 안 되는 것처럼 속이 불편하거나 쓰린 경우, '역류성 식도염'을 의심해 볼 수 있습니다. 위액이 올라와서 화상을 입힐 수 있고, 특히 내시경으로 검사해 보면 잠들 때 자주 자는 방향 쪽이 아픈 경우가 많습니다.

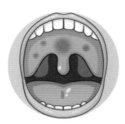 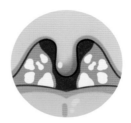

💡 응급처치 Point

① 물을 많이 마시고, 가글을 합니다.
② 고열이 지속될 경우, 진통해열제를 복용합니다.
③ 숨 쉴 때 이상한 소리가 나거나 침을 삼키지 못하고 흘리는 경우, 목 통증을 의심해 봅니다.
④ 아기의 경우 38도 이상 고열과 열성경련 발생 시, 응급실 진료를 위해 병원에 갑니다. 14~22개월 사이 아기에서 흔하며 손과 발을 부르르 떨거나 눈동자가 위로 올라가는 경우, 몸이 경직되는 경우, 입에서 거품이 나는 경우 등이 이에 해당됩니다.
⑤ 아기가 경련을 일으키는 경우, 경련 시간과 양상을 아는 것이 치료에 도움될 수 있으므로 침착하게 동영상으로 찍어 두는 것이 좋습니다.
⑥ 119에 신고하여 구급차를 부르거나 아이를 옆으로 안고 병원으로 이동합니다.
⑦ 그 외 이비인후과 진료를 통해 검사 및 약 처방, 호흡기 치료 등을 받습니다.

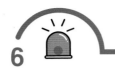

6
가슴이 아플 때

➕ 가슴 통증은 무조건 응급상황인가요?

심장이 가슴에 있기 때문에, 가슴에 통증이 있으면 무조건 심장 문제라고 생각하기가 쉽습니다. 그러나 심근경색*이나 협심증**처럼 심장의 혈관 문제로 생기는 응급 증상도 있습니다. 두 경우 모두 운동 부족과 식습관 문제로 혈관 내 콜레스테롤이 쌓여 발생하는 질환으로 고혈압과 고령, 흡연, 비만 등이 위험군에 속합니다. 심근경색증은 심정지의 가장 흔한 원인이므로 주의해야 합니다. 이 외의 원인도 다양합니다.

가슴 통증의 다양한 원인
(1) 심근경색증 및 협심증 등 심장의 혈관 문제
(2) 갈비뼈에 금이 가거나 부러진 경우
(3) 폐에 공기가 차는 경우: 자연적으로 생기거나
    외상에 의해 발생하는 '기흉'
(4) 폐를 둘러싼 막(늑막)에 염증이 생긴 경우
(5) 역류성 식도염에 의한 속 쓰림과 가슴 통증
(6) 식도나 위에 염증이 있거나 위경련 등 위장관 이상이 발생한 경우

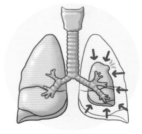

---

*   심장 일부의 혈관이 막혀서 산소와 영양분의 공급이 줄어들며 심장 근육과 세포가 죽은 경우
** 심장의 혈관이 막혀서 산소와 영양분을 제대로 공급받지 못하여 산소가 부족한 상태로 빠지는 것

(7) 외상에 의해 심장과 연결된 대동맥이 손상을 입은 경우: 대동맥 박리

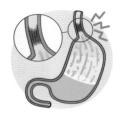

(8) 기관지나 폐에 염증이 생긴 경우: 기관지염, 폐렴
(9) 임신을 했거나 유방에 낭종이나 염증이 생긴 경우
(10) 과도한 운동에 의해 근육 자체가 아픈 경우

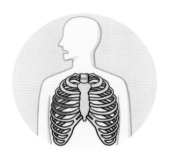

병원에 가야 하는 경우

(1) 누르는 듯하고, 쥐어짜는 듯한 느낌의 통증이 지속되는 경우
(2) 가슴 불편감과 호흡곤란 등의 증상이 동반되는 경우
(3) 교통사고나 충격 등 외상에 의해 가슴이 찢어지도록 아픈 경우
(4) 외상에 의해 숨 쉬기 불편하면서 갈비뼈를 누를 때 아프고, 숨 쉴 때 모양이 다른 경우

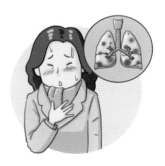

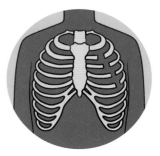

외상에 의한 여러 개의 갈비뼈 골절

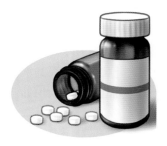

혈관확장제(니트로글리세린, NTG)

💡 응급처치 *Point*

① 협심증 환자가 혈관확장제(니트로글리세린)를 소지하고 있다면, 혀 아래에 놓고 복용할 수 있도록 돕습니다.

② 가슴에 충격을 입어 외상이 발생하면 뼈에 금이 가거나 골절이 되었는지 확인하기 위해 병원에 가야 합니다.

③ 맥박이 빨라지고, 피부가 창백하며, 얼굴이 하얗게 질리면 '쇼크'의 징후일 수 있습니다. 119에 신고하거나 빠르게 응급실에 내원합니다.

④ 가슴이 아프고 답답하며, 숨 쉬기 불편하면 병원에 가야 합니다. 심장문제, 기흉(공기가슴증) 등 원인을 찾기 위한 검사가 필요하기 때문입니다.

⑤ 편안한 자세를 취하고 진통제를 복용합니다.

⑥ 기침을 하고 고열이 있는 경우, 진통해열제를 복용합니다.

⑦ 위경련이나 염증이 있으면 윗배가 아픈데 가슴이 아픈 것으로 착각할 수도 있습니다. 병원에 가서 위를 진정시킬 수 있는 약 처방을 받는 게 도움이 될 수 있습니다.

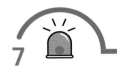

7

배가 아플 때

➕ 배 속에는 어떤 장기들이 있을까요?

배는 우리 몸의 중요한 장기들이 밀집한 중심부이며, 배에서 발생하는 통증은 단순한 소화불량부터 응급 상황까지 다양한 원인으로 인해 발생할 수 있습니다. 복통은 위치와 강도, 동반 증상에 따라 위장, 간, 신장, 대장 등 여러 장기의 문제를 암시할수 있으며, 때로는 즉각적인 응급조치가 필요한 심각한 상태로 발전할 수 있습니다.

일상에서 흔히 경험하는 배 아픔은 간과하기 쉽지만, 특정한 부위에서 발생하거나 지속적으로 반복되는 통증은 더 심각한 문제의 신호일 수 있습니다. 복통을 정확히 이해하고 대처한다면, 불필요한 걱정을 줄이고 적절한 시기에 치료를 받을 수 있습니다.

음식물의 소화를 담당하는 장기

(1) 입
　음식을 입으로 먹을 때 단단한 이로 잘게 부수고 침 속에 '아밀라아제'라는 성분으로 분해합니다.

(2) 식도
　잘게 부서진 음식이 6∼7초 동안 식도라는 터널길을 지나서 내려옵니다.

(3) 위
　1.5L 정도의 용량으로 주변의 주름들 사이에서 강한 산성의 액이 나와 본격적

으로 음식을 분해합니다.

(4) 담낭과 췌장

위와 연결된 십이지장을 지나서 소장으로 연결되는데, 옆에 있는 간 주변에 달린 담낭에서는 쓸개즙이 나오고, 췌장에서는 이자액이 나옵니다.

(5) 소장

6〜7m나 되는 소장에서 음식물과 소화액들이 버무려집니다. 침 속 아밀라아제는 '탄수화물', 쓸개즙과 이자액은 '지방'을 장액은 '단백질'과 '탄수화물'을 분해하며, 소화 효소들이 들어 있어서 작은 영양소들로 만들어집니다. 탄수화물은 '포도당', 지방은 '지방산'과 '글리세롤', 단백질은 '아미노산'으로 변신하여 흡수됩니다. 소장 안에 있는 융털의 모세혈관에서 '수용성 비타민', 암죽관에서는 '지용성 비타민'이 흡수됩니다.

(6) 대장

1.5m 정도의 길이를 가진 대장은 소장에 비해 굵고 짧습니다. 소화되고 남은 찌꺼기를 우리 몸에 유익한 영양분으로 만들어 냅니다. 대장 속 유산균이 만든 영양분을 통해 물이 흡수되고 배설물을 모읍니다.

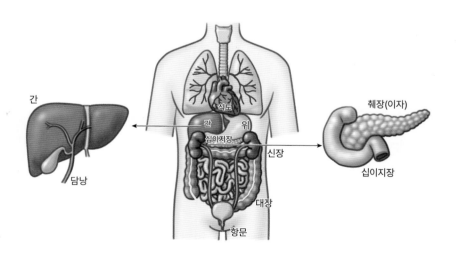

(7) 항문

만들어진 음식물 찌꺼기인 배설물이 밖으로 배출되는 곳입니다.

➕ 소화 역할을 하는 장기 말고도 배에 또 다른 장기가?

소화 과정을 통해 우리 배 안에는 어떤 장기가 있고, 어떤 역할을 하는지 알아보았습니다. 그런데 배 속에는 소화를 시키는 장기만 있는 게 아니라 소변을 생성하고 배출하는 비뇨기관도 함께 있습니다. 비뇨기관은 신장, 요관, 방광, 요도로 구성되며, 콩을 닮은 신장에서 모인 소변이 요관을 따라 방광 안에 저장되는데, 양은 400~500ml 정도 됩니다. 남자는 요관이 25~30cm 정도로 긴 편이고, 여자는 4cm 정도로 굉장히 짧습니다.

물을 자주 마시지 않을 경우, 소변이 농축되어 요석이 생깁니다. 요석이 요도에 끼게 되면 엄청난 통증이 발생하는데, 이를 '요로결석'이라 합니다. 요로결석은 남녀 모두에게 생길 수 있으며, 요도가 짧은 여성보다는 요도의 길이가 긴 남성에서 더 많이 나타납니다.

소변을 만들고 저장 및 배출하는 비뇨기계

(1) 신장

길이 약 5cm, 무게 130~150g 정도로 남자가 여자보다 더 큽니다. 복강 내 장기들과 가깝게 있고 뒤로는 요추에 의해 보호를 받습니다.

(2) 요관

신장과 방광을 연결하는 관으로 소변이 지나가는 통로입니다.

(3) 방광

근육으로 되어 있고, 주머니 같은 모양으로 소변을 저장하는 역할을 합니다.

(4) 요도

소변을 배출하는 통로입니다. 남성의 경우, 소변 말고도 정액이 배출되는 통로
도 됩니다.

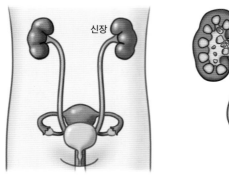
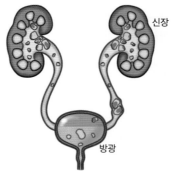

배가 아플 때 의심해볼 수 있는 장기들을 알아보았습니다. 이제는 장기가 위치한
부위에 따라 통증에 대한 원인을 추측해 볼 수 있습니다. 외상을 입었을 때에는 가
장 길고 부위가 넓은 소장이 많이 다칩니다. 겉으로는 멀쩡해 보일 수 있어도 충격
에 의해 내부 장기가 손상되었을 수 있기 때문에 병원 진료를 통해 확인하는 게 좋
습니다. 소화하는 장기들이 몰려 있다 보니 아픈 것 외에도 여러 가지 증상들이 나
타날 수 있습니다.

복통과 함께 나타날 수 있는 증상

(1) 설사

바이러스나 세균 감염에 의해 하루 4회 이상, 묽은 변이 나오는 것을 말합니다.

(2) 구토

위의 내용물이 입 밖으로 나오는 것을 말합니다.

(3) 발열

38도 이상 열이 나는 경우, 감염에 의해 몸에 염증반응이 있을 수 있습니다.

(4) 혈뇨

소변에 피가 섞여 나오는 것을 의미하며 신장에서 요로 중 출혈이 생긴 경우입니다. 외상, 감염, 암, 요석 등에 의해 발생합니다.

(5) 혈변

대변에 피가 섞여 나오는 것을 말합니다. 이때는 색깔이 중요합니다. 새빨간 색이면, 항문 쪽의 혈관에서 출혈이 발생한 경우입니다. 검정색이면, 위장관 윗부분(상부위장관)의 출혈을 의심해 볼 수 있습니다. 맥박이 빠르고 창백한 피부, 숨 쉬기 불편함, 어지럼증, 토에 피가 섞여 나오는 증상이 있으면 출혈로 쓰러질 수 있어서 119 구급대를 부르거나 빠르게 응급실로 내원해야 합니다.

💡 **응급처치 Point**

① 최대한 편안한 자세로 눕게 합니다.
② 구토와 설사가 지속되면 탈수 증상이 나타날 수 있으므로 따뜻한 물이나 이온 음료를 마시게 합니다.
③ 설사가 있는 경우에는 주스, 차, 커피 등을 마시지 않도록 합니다.
④ 설사가 계속되는 경우 '지사제'를 복용합니다. (예: 포타겔, 정로환, 스맥타정, 스타빅 등)
⑤ 소화가 안 되고 속이 더부룩한 경우에는 '소화제'를 복용합니다. (예: 까스활명수, 훼스탈, 백초시럽[어린이])
⑥ 소변에 피가 섞여 나오는 경우, 소변검사가 필요하므로 병원에 갑니다. 만약 옆구리 통증이 동반되는 경우 '요로결석'을 의심해 볼 수 있습니다.
⑦ 복부 팽만감과 더부룩한 느낌, 배가 전체적으로 아프면 가스가 찼을 수도 있습니다. 과식하거나 꼭꼭 씹지 않고 빨리 먹는 습관, 식사 중 물을 많이 마시는 습관 등을 고치는 것이 좋습니다.
⑧ 식은 땀과 함께 위가 과도한 수축을 일으켜 명치 끝이 심하게 아픈 경우 '위경련' 증상으로, 병원에 가서 진료를 보는 게 좋습니다.

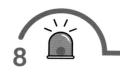

8 허리가 아플 때

✚ 허리가 아파서 움직이지도 못하겠어요!

둘째가 어린이집을 다니던 시절, 아이를 데리러 가서 반가운 마음에 번쩍 들었는데 허리를 삐끗하여 움직이지 못하고 바로 내려 놓았던 적이 있습니다. 이런 상황과 같이 근육이 놀라는 경우가 있고, 요추 염좌로 걷지도 눕지도 못하는 경우도 있습니다. 척추의 추간판이 돌출되어 신경을 누르는 경우 허리통증과 함께 다리가 저리는 등 감각이상이 생기는 경우도 있습니다. 우리가 흔히 '디스크'라고 부르는 '추간판 탈출증'이 해당됩니다.

허리가 아픈 원인

(1) 근육통

안 쓰던 허리 근육을 무리하게 썼을 때 생기는 증상

(2) 요추 염좌

허리 뼈 부위 인대가 손상되어 근육 주변이 비정상적으로 수축된 경우

(3) 추간판 탈출증

추간판의 손상이나 탈출로 인한 염증이 신경을 압박하여 나타나는 증상

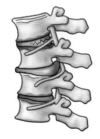

요추 염좌

(4) 강직성 척추염

엉덩이 관절염과 척추에 염증이 생기는 병으로 움직임이 둔해지는 경우

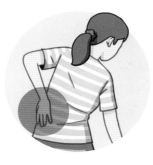
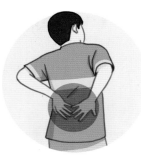

추간판 탈출증   강직성 척추염

💡 **응급처치** *Point*

① 편안한 자세로 휴식을 취하되 너무 푹신한 곳에는 앉지 않는 것이 좋습니다.

② 바닥에 눕고 다리를 베개나 의자 위에 올려서 편안하게 쉽니다.

③ 처음에는 걸을 수 있으나 점점 더 움직일 수 없는 경우, 119에 신고한 후 병원에 갑니다.

④ 부기를 줄이기 위해 초기에는 냉찜질을 하는 게 통증에 도움이 될 수 있습니다.

⑤ 긴장을 풀어주기 위해 온찜질을 하거나 파스를 붙일 수 있습니다.

⑥ 통증 완화를 위해 진통소염제를 복용합니다.

⑦ 허리가 삐끗했을 때 보통 3일 정도 아프다가 통증이 사라지면 요추 염좌일 확률이 높습니다. 주기적으로 증상이 재발되고 다리가 저리거나 불편함을 느끼면 디스크를 의심해 봅니다.

⑧ 대부분 근육이완제를 맞거나 진통소염제 처방으로 좋아지는 경우가 많기에 아프다고 참지 말고, 정형외과 진료를 보고 통증이 빨리 사라지게 하는 것이 도움이 됩니다.

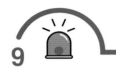

9

옆구리가 아플 때

✚ 옆구리가 아프면 전부 요로결석인가요?

옆구리 통증은 신체의 다양한 구조에서 발생하는 문제를 반영하는 신호입니다. 신장, 요관, 간, 비장, 대장 등 주요 장기와 관련이 있으며, 단순한 근육통부터 심각한 장기 질환까지 다양한 원인에 의해 유발될 수 있습니다. 통증의 강도, 지속 시간, 동반 증상에 따라 심각성이 달라질 수 있으므로, 세심한 관찰과 적절한 대처가 필요합니다.

옆구리 통증은 무거운 물건을 들거나 갑작스러운 움직임으로 인한 단순 근육 긴장일 수 있지만, 결석, 신장 감염, 소화기 질환 등 치료가 필요한 질환의 초기 신호일 가능성도 있습니다. 만약 통증이 심하거나 구토, 발열, 혈뇨 등의 증상이 동반된다면 응급 상황일 수 있으므로 즉각적인 의료 조치가 필요합니다. 신체가 보내는 이상 신호를 놓치지 않는 작은 실천이 건강을 지키는 큰 차이를 만들 수 있습니다.

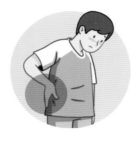 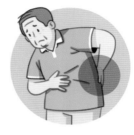 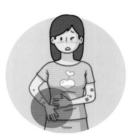

옆구리 통증의 원인

(1) 스트레스로 인한 위궤양 또는 십이지장궤양이 있는 경우

(2) 급성 담낭염이나 담석증[*], 신우신염

(3) 장시간 변비가 지속되는 경우

(4) 잘 사용하지 않던 옆구리 근육을 사용한 경우

(5) 갈비뼈에 금이 가거나 부러진 경우, 크게 웃을 수 없으며 숨을 크게 쉬는 것도 불편합니다.

(6) 우측 옆구리가 아프면서 변비, 설사, 혈변 등이 지속되는 경우, 대장암을 의심합니다.

(7) 산부인과적 질환(예: 자궁내막증, 난소염, 난관염 등)을 의심해 볼 수 있습니다.

(8) 가장 흔한 경우로 요로결석을 의심해볼 수 있습니다. 주로 소변에 피가 섞여 나오거나 옆구리 뒷부분을 주먹을 쥐고 통통 쳤을 때 아픈 경우 의심해 봅니다.

(9) 몸살기운이 있으면서 몸에 붉은 반점이 있는 경우나 대상포진일 때도 옆구리 통증이 생길 수 있습니다.

(10) 세균에 의해 신장이 감염된 경우 허리 통증이 나타나기도 하며, 신우신염을 의심합니다.

---

* 담낭이나 담관에 결석이 생겨서 심한 통증이 일어나는 것

응급처치 *Point*

① 통증의 원인을 파악하기 위해 병원 진료가 필요합니다.

② 열이 있는지 확인하고, 통증 부위와 아픈 정도를 파악합니다.

③ 여성의 경우, 골반염과 난소염 등 산부인과적 질환의 가능성도 열어 둡니다.

④ 움직이지 못할 경우, 119 구급대에 도움을 받습니다.

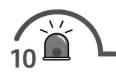

10

무릎이 아플 때

➕ 운동을 많이 한다고 무릎에 도움되는 건 아니에요!

무릎은 걸을 때 필수적인 역할을 하는 관절입니다. 무릎에는 네 개의 뼈가 위에 하나(대퇴골), 무릎뼈(슬개골), 아래 두 개(경골, 비골)가 있는데 움직임과 균형을 위해 두 개의 근육과 네 가지의 인대가 몰려 있습니다. 무릎 안에는 뼈끼리 부딪히지 않도록 쿠션 역할을 하는 물주머니(활액낭)와 판(반월판)이 있습니다.

우리가 걷거나 실내자전거를 타거나 계단을 오를 때에는 무릎에 가해지는 부담이 굉장히 적습니다. 그러나 계단을 내려오거나 쪼그리고 앉는 경우, 스쿼트를 하는 자세, 달리기를 하거나 점프를 할 때 무릎에 엄청난 부담이 가해지게 됩니다. 특히 점프를 하는 것은 그냥 걸을 때보다 스무 배 정도의 하중을 더 받습니다. 쪼그리고 앉아서 움직이는 것도 무릎에는 엄청나게 좋지 않은 자세입니다. 오리걸음이나 양옆으로 앉아 뛰기를 하는 것 자체가 무릎을 상하게 하는 행동이니 피해야 합니다.

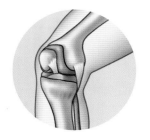 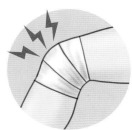 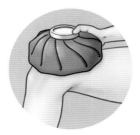

① 아픈 부위가 어디인지 출혈이 있는지 등을 확인합니다.

② 다친 부위를 압박붕대로 감아서 통증과 부기 발생을 줄입니다.

③ 누운 뒤에 다리를 심장보다 높이 올려서 냉찜질을 해 주는 게 좋습니다.

④ 손상된 부위는 최대한 움직임을 피하고, 체중을 주지 않도록 지팡이나 목발을 구하는 것도 좋습니다.

⑤ 점프할 때 착지하거나 급작스럽게 방향을 회전하거나 넘어져서 외상이 발생한 경우, 걷기 힘들 정도로 아프고 무릎이 붓는다면 십자인대파열을 확인하기 위해 병원에 가야 합니다.

⑥ 손가락으로 피부를 눌렀을 때 자국이 남으면 부종이 있을 가능성이 큽니다. 무릎에 물이 찬 경우도 있는데 그땐 손가락으로 눌러도 자국이 잘 남지 않습니다.

⑦ 아픈 부위를 최대한 사용하지 않고 휴식하기, 압박붕대 감기, 냉찜질 하기, 병원에서 검사 받기 등을 기억하세요!

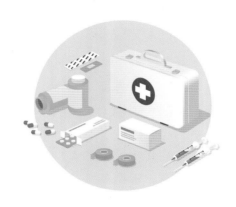

CHAPTER 03

증상별 응급처치

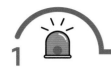

1

코피가 날 때

➕ 코피가 난다고 당황하지 마세요!

코피는 일상에서 누구나 한 번쯤 경험하는 흔한 증상이지만, 갑작스럽게 발생하면 당황하게 되는 경우가 많습니다. 코피는 주로 코 점막의 혈관이 손상되거나 자극을 받아 발생하며, 대부분은 가벼운 원인으로 인해 멈추지만, 경우에 따라 심각한 건강 문제의 신호일 수 있습니다. 특히 어린이와 노약자, 코 질환을 앓고 있는 사람들에게 더 자주 발생합니다.

코피는 단순히 코를 세게 풀거나, 건조한 환경에서 코 점막이 손상되어 발생할 수 있지만, 고혈압, 응고 장애, 비강 내 염증 같은 원인으로도 나타날 수 있습니다. 대처 방법에 따라 출혈의 정도와 멈추는 시간이 달라지므로 올바른 응급조치가 중요합니다. 잘못된 대처는 출혈을 악화시키거나 합병증을 초래할 수 있기 때문에, 증상의 원인에 따라 적절히 대처해야 합니다.

코피의 종류

(1) 전방 코피
일반적으로 더 많은 유형으로, 두 콧구멍이 분리되는 비중격이란 곳의 작은 혈관에서 발생합니다. 출혈량이 많기 때문에 지혈이 필요합니다.

(2) 후방 코피
코의 후방 쪽의 혈관에서 나며, 전방 코피보다 발생 확률은 더 적습니다.

코피의 원인

(1) 일상적인 원인

① 코를 자주 세게 푸는 행동

② 건조한 환경에서 점막이 말라서 발생하는 출혈

③ 외부 충격(넘어지거나 코를 부딪침)

(2) 질환 관련 원인

① 고혈압, 비염, 축농증(부비동염)

② 혈액 응고 장애(출혈성 질환, 항응고제 복용)

③ 종양(드문 경우, 코 안이나 비강의 종양으로 인해 발생)

(3) 외부 요인

① 날씨 변화로 인한 점막 건조

② 알레르기나 자극적인 물질

③ 과도한 흡연이나 음주

코피의 예방 방법

(1) 실내 습도를 유지(가습기 사용 또는 물잔 배치)

(2) 코를 풀거나 만질 때 부드럽게 행동

(3) 코 내부가 건조하지 않도록 소금물 세척이나 보습 크림 사용

(4) 충분한 수분 섭취와 균형 잡힌 식사

(5) 비염이나 알레르기가 있다면 꾸준히 관리

(6) 너무 건조하거나 먼지가 많은 환경을 피하기

(7) 알레르기 유발 물질을 차단하기

코피에 대한 오해 바로잡기

(1) 코피는 항상 고혈압 때문이라는 오해

고혈압은 코피의 원인 중 하나일 뿐이며, 많은 경우 단순한 점막 손상에 의한 출혈입니다.

(2) 코피가 나면 반드시 고개를 뒤로 젖혀야 한다는 오해

고개를 뒤로 젖히면 출혈이 목으로 넘어가며 불편함과 구토를 유발할 수 있으므로 피해야 합니다.

(3) 코피를 자주 흘리면 큰 병이라는 오해

원인을 찾는 것이 중요하지만 대부분 비강 건조나 외부 자극 등 비교적 경미한 원인일 가능성이 높습니다.

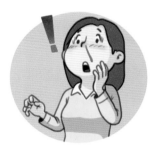 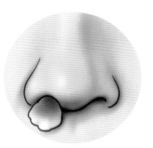

🔆 응급처치 Point

① 아이라면 피를 보고 놀랄 수 있기에 긴장하지 않도록 도와줍니다.

② 머리를 뒤로 젖히지 말고 앞으로 숙이게 합니다.

③ 고개를 숙일 때 입으로 넘어오는 피는 삼키지 말고 뱉도록 합니다.

④ 솜뭉치, 휴지, 거즈 등을 작게 말아 코 앞부분을 지혈해 줍니다. 코 안을 거즈로 막지 않고 10분 정도 지혈하라고 권고하는 경우가 있으나, 현실에선 지혈이 어려울 수 있습니다. 외상일 때만 주의하면 됩니다.

⑤ 콧잔등 부위에 엄지와 검지를 이용하여 지혈이 될 때까지 압박해서 누릅니다.

⑥ 위의 응급처치에도 불구하고 20~30분 이상 출혈이 지속된다면 병원에 방문합니다.

⑦ 응급실에 가서 패킹을 넣고 지혈하면 대부분 좋아집니다. '메로셀(merocel)' 등의 나잘 패킹을 활용하여 지혈합니다.

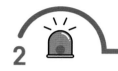

2

잠깐 의식을 잃고 쓰러졌을 때

➕ 의식을 잃고 쓰러지는 경우가 생각보다 흔합니다

갑자기 몸에 힘이 없어져 주저앉거나 쓰러지며 잠시 의식을 잃었다가 금세 돌아오는 상태를 '쓰러짐' 또는 '실신'이라고 합니다. 일시적으로 뇌로 가는 혈류가 감소하여 산소와 당이 부족해진 경우가 주된 원인입니다. 혈관이 확장되고 심장박동이 느려져서 심장으로 가는 혈액순환이 잘 안 되는 신경(미주신경)이 활성화되는 경우, 저혈당이나 저혈압이 쓰러짐의 원인이 되기도 합니다.

쓰러짐(실신)의 여러 가지 상황

(1) 어지럽거나 두통을 느끼거나 시야가 흐려지는 경우

(2) 가슴이 두근거리는 증상이 동반되는 경우

(3) 오랜 시간 서 있어서 피곤함을 느끼거나 앉아 있다가 갑자기 일어설 때

(4) 혹은 두려움을 느끼거나 갑작스러운 통증이나 격한 감정이 들 때

(5) 기침으로 복부에 힘이 들어가거나 대변을 보기 위해 힘을 줄 때

쓰러짐(실신) 상황 중 위험한 경우

(1) 운동 중에 실신한 경우

(2) 가슴통증이나 호흡곤란 등의 증상이 동반된 경우

(3) 원인이 확실하지 않은 쓰러짐 증상이 반복적으로 발생한 경우

(4) 저혈당이나 심계항진, 저혈압 등의 증상이 동반된 경우

(5) 쓰러지고 나서 토할 것 같거나 쓰러졌을 때 당시의 기억이 안 나는 경우

(6) 얼굴의 근육이 안 움직이거나 말이 어눌하게 나오는 경우

(7) 심한 두통이나 팔, 다리 중 한쪽에 힘이 안 들어가거나 마비 증상을 보이는 경우

병원에 가야 하는 경우

(1) 실신 후 환자가 의식을 되찾지 못하거나 혼란스러워하는 경우

(2) 심한 가슴 통증, 숨 가쁨, 두통이 동반되는 경우

(3) 실신 전 마비, 감각 저하, 언어장애가 있었던 경우(뇌졸중 가능성 있음)

(4) 실신이 반복적으로 발생하거나, 원인을 알 수 없는 경우

(5) 과거 심장질환이나 신경학적 질환 병력이 있는 경우

실신을 예방하는 방법

(1) 탈수 예방
　　충분한 수분 섭취를 통해 혈류량을 유지합니다.

(2) 갑작스러운 체위 변화 주의
　　갑자기 일어서거나 자세를 바꿀 때 천천히 움직입니다.

(3) 저혈당 예방
　　규칙적인 식사를 통해 혈당을 유지합니다.

(4) 더운 날씨 관리
　　과도한 더위와 체온 상승을 피하고, 충분히 휴식을 취합니다.

(5) 스트레스 관리
　　긴장이나 공포 상황에서 심호흡, 이완법을 연습합니다.

실신에 대한 오해 바로잡기

(1) 실신 시 물을 뿌리거나 뺨을 때리면 안 됩니다. 이는 환자에게 추가적인 스트레스나 부상을 초래할 수 있습니다.

(2) 실신 후 무조건 움직이지 않게 하는 것은 옳지 않습니다. 의식이 돌아온 후 환자가 편안한 자세를 취할 수 있도록 돕는 것이 중요합니다.

(3) 단순 실신이라도 반복되면 반드시 검사를 받아야 합니다. 반복적인 실신은 심장 문제나 신경학적 질환의 신호일 수 있습니다.

응급처치 Point

① 편안하게 눕히고 다리를 들어 올립니다.
② 눕힌 후 혀가 기도를 막지 않게 머리는 측면으로 돌립니다.
③ 꽉 조이는 옷은 느슨하게 풀어 줍니다.
④ 더운 경우 환기를 시키거나 더위를 식히는 행위를 합니다.
⑤ 저혈당이 있다는 것을 아는 경우에는 초콜릿이나 사탕을 먹이는 게 도움될 수 있습니다.
⑥ 빠르게 119에 신고하고, 장소와 함께 목격한 상황과 환자의 상태를 알려 줍니다.
⑦ 위의 사항은 호흡이 있는 경우이고, 없는 경우에는 가슴압박을 해야 합니다.

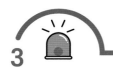

3

의식이 없을 때

+ **의식이 없으면 아래 가이드만 따라하세요!**

모르는 사람이 쓰러져 있는 것을 발견했을 때, 도움을 주는 것은 쉽지 않습니다. '혹여 잘못되진 않을까?', '나에게 피해가 가진 않을까?' 등 스쳐가는 걱정에 대부분 망설이게 됩니다. 그래도 나의 도움의 손길은 소중한 생명을 살리는 데 결정적 역할을 하므로 가치있는 일입니다. 그럼 의식이나 반응, 호흡이 없을 때 응급처치를 알아보겠습니다.

쓰러진 사람 목격 시 행동 요령

(1) 어깨를 두드리거나 어깨 근육(승모근)을 잡아서 반응을 확인합니다.

(2) 반응이 없다면, 숨을 쉬는지 확인하기 위해 손등을 코에 대고 호흡을 확인합니다. 숨을 내쉬는지 느끼고, 가슴이 올라오는지 10초 정도 지켜봅니다.

(3) 반응이 없고, 호흡이 없다면 119에 바로 신고합니다.

(4) 신고를 한 후 바로 환자의 옆쪽에 어깨 넓이로 다리를 벌린 채 무릎을 꿇고 앉습니다.

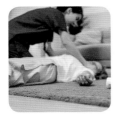
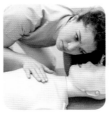
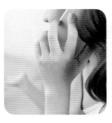
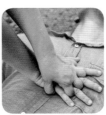

(5) 두 팔을 펴고 손에 깍지를 낀 채 손바닥 끝으로 가슴 정중앙을 힘껏 누릅니다.

(6) 자동심장충격기가 주변에 있다면 가지고 오는 것이 좋습니다. 주변에 다른 사람이 있다면 부탁하세요!

가슴압박 시 주의 사항

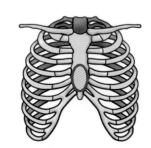

(1) 가슴압박의 정확한 위치는 가슴뼈 중앙 절반의 아랫부분입니다.

(2) 가슴압박 깊이는 약 5cm이며, 정확하게는 4.5~5.5cm 정도입니다.

(3) 가슴을 압박할 때 속도는 1분에 100~120회입니다. 약 1초에 두 번 정도 누르면 됩니다.

(4) 머리와 턱을 뒤로 젖힌 후 기도를 개방합니다.

(5) 인공호흡을 꼭 해야 하는 경우는 물에 빠지거나 질식한 경우, 기도가 막힌 것이 원인인 경우 등입니다.

(6) 인공호흡을 할 때는 코를 막고 입을 완전히 덮은 후 내가 평소 숨 쉬는 만큼, 약 1초 정도 불어 넣습니다.

(7) 가슴압박만 할 때는 서른 번씩 숫자를 세면서 119 구급대원이 도착하거나 의식이 깨어날 때까지 지속합니다.

(8) 인공호흡과 같이할 때는 서른 번 압박하고 두 번 인공호흡하는 것을 반복합니다.

자동심장충격기? 제세동기?

심장은 전기자극으로 움직이기 때문에 심장이 멈추면 심장에 다시 전기자극을 넣어 주는 장치가 필요합니다. 심장을 다시 뛰게 만들어주는 기계가 '자동심장충격기'입니다. 심장의 미세한 떨림을 없애는 장비로 '제세동기'라는 용어를 쓰다가 말이 어려워서 조금 더 쉽게 '자동심장충격기'라는 명칭으로 바뀌었습니다. 몸에 패드를 붙이면 심장이 어떻게 뛰는지 상태를 확인하는 검사를 자동으로 진행하고, 전기충격이 필요한 상태라면 '충격(쇼크, shock)' 버튼을 누르도록 기계가 안내합니다.

초등학생들도 쓸 수 있게 쉽게 만들어졌으니, 다음 설명만 따라하세요! 기계에 음성도 나오고, 119에 신고하면 영상통화로 사용법을 알려 주니까 걱정하지 마세요. 중요한 것은 심장이 멈춰 있기 때문에 누군가는 가슴압박을 계속 해 주어야 한다는 것입니다.

자동심장충격기 사용 방법

(1) 자동심장충격기를 가져오면 환자의 머리 옆쪽에 내려 놓고 전원을 켭니다. 가져온 사람이 따로 있다면, 그 사람에게 부탁하고 가슴압박을 멈추지 않고 계속합니다.

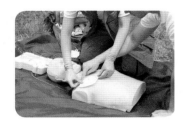

(2) 자동심장충격기에는 두 개의 패드가 들어 있는데 가방에서 찾아서 꺼내거나 자동심장충격기 덮개를 열면 대부분 이미 연결되어 있습니다. 연결되어 있지 않다면 코드를 연결하면 됩니다.

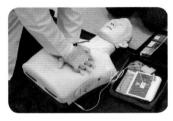

(3) 하나는 환자의 '오른쪽 쇄골 아래', 다른 하나는 '좌측 옆구리 부위'에 붙입니다. 어디에 붙여야 하는지 그림으로 나와 있습니다.

(4) "분석 중, 환자에게서 떨어지세요!"라는 음성지시가 나오면 기계가 심장의 상태를 분석하는 순간이기에 환자를 만지지 않고, 가슴압박도 멈춥니다.

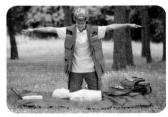

(5) "전기충전이 필요합니다"라는 음성과 함께 충격 버튼이 깜빡인다면 환자를 만지지 말고, 충격 버튼만 누릅니다. 다른 사람들도 환자에게서 떨어져 있는지 확인하고 누릅니다. (일부 자동심장충격기(AED)는 충격 기능이 있으므로, 기기의 음성 지시를 반드시 따르세요.)

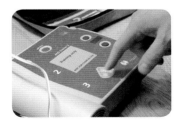

(6) 충격 버튼을 누른 후 바로 가슴압박을 진행합니다. 압박할 때 음성 지시가 나와서 가슴압박 속도와 개수를 세어 주기도 하니, 그대로 따라하면 됩니다.

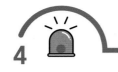

4

발작을 일으킬 때

＋ 발작은 왜 생기는 걸까요?

발작은 뇌신경의 비정상적이고 과도한 전기 활동에 의해 신경학적으로 이상 증상을 보이는 것을 말합니다. 대표적으로 뇌전증(간질)에 의해 발작이 일어나는 경우가 있습니다. 우리나라에는 인구 1천 명당 3.8명 정도로 보고되며, 여성보다는 남성에서 더 많습니다. 원인을 모르는 경우가 많고, 뇌에 염증이 있거나 뇌혈관의 이상, 외상, 약물 원인, 선천적인 경우도 있습니다. 발작 증상이 나타날 때 검사를 해야 정확한 원인을 찾을 수 있는데, 그 타이밍을 맞추는 것이 쉽지 않습니다.

발작의 종류

(1) 대발작

의식을 잃고 바닥에 쓰러져서 신체 근육들이 일시적으로 수축되며 '사지경련'이 생깁니다. 혀를 깨물거나 소변이나 대변을 볼 수 있고 큰 소리를 내기도 합니다. 발작시간은 보통 1분 이하이며, 의식은 점차 회복되지만 피로감과 두통이 지속될 수 있습니다.

(2) 소발작

짧게 의식을 잃으며, 움직임을 정지한 채 입술을 핥거나 눈을 깜빡이는 행동을 반복합니다. 발작 후에는 의식의 혼동 없이 정상으로 돌아오며 아동기나 사춘기 초반에 많이 일어납니다.

발작의 주요 원인

(1) 일회성 발작 원인

① 고열(특히 어린이에게 나타나는 열성경련)

② 극심한 스트레스나 피로, 저혈당, 전해질 이상, 약물 복용 또는 금단 증상(알코올, 약물 중독)

(2) 지속적 발작 원인

① 간질(뇌전증)

② 뇌 손상(외상, 뇌출혈, 뇌종양)

③ 신경계 감염(뇌수막염, 뇌염)

④ 유전적 신경계 이상

발작의 예방 및 관리 방법

(1) 약물 복용

간질 환자의 경우, 의사가 처방한 항발작제를 규칙적으로 복용해야 합니다.

(2) 생활 관리

과도한 스트레스와 피로를 피합니다.

(3) 규칙적인 수면과 균형 잡힌 식사 유지

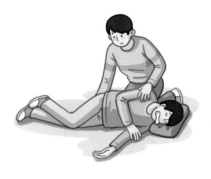

(4) 알코올, 카페인, 약물 남용 피하기

(5) 발작 유발 요인 피하기
과도한 빛(번쩍이는 조명)이나 시각적 자극은 특정 발작 환자들에게 위험할 수 있습니다.

(6) 체온 관리
감염이나 열성질환이 발작을 유발할 수 있으므로 체온을 적절히 관리합니다.

발작과 연관된 질환 및 검사

(1) 뇌파검사(EEG)
발작의 원인 및 간질 진단에 유용합니다.

(2) 영상검사(MRI, CT)
뇌 손상, 종양, 출혈 등을 확인합니다.

(3) 혈액검사
전해질 불균형, 감염, 대사성 질환 여부를 확인합니다.

(4) 연관 질환
열성경련, 간질, 뇌염, 뇌종양, 저혈당성 쇼크 등이 있습니다.

발작에 대한 오해 바로잡기

(1) 발작 중 혀를 깨무는 것을 막기 위해 물건을 넣어야 한다는 오해
이는 환자의 치아와 기도에 손상을 줄 수 있으므로 절대 하지 않아야 합니다.

(2) 발작이 있으면 모두 간질(뇌전증)이라는 오해
발작은 다양한 원인으로 발생하며, 반드시 간질을 의미하지는 않습니다.

(3) 발작 중 환자를 억지로 눕히거나 움직여야 한다는 오해

발작 중에는 환자가 자연스럽게 움직이도록 두고, 안전한 환경을 만들어주는 것이 중요합니다.

💡 **응급처치 Point**

① 발작이 처음이 아닌 환자는 왠지 발작이 일어날 것만 같은 전조 증상을 느끼기도 합니다.

② 대부분 본인이 발작할 때 기억이 없기 때문에 주변에 사람이 많은 경우 수치심을 느낄 수 있습니다.

③ 환자의 프라이버시를 생각하여 주변에 사람들을 통제할 필요도 있습니다.

④ 환자가 혀를 깨무는 것을 방지한다고 입안에 손가락을 넣으면 절대 안 됩니다.

⑤ 발작하는 동안 외상을 입지 않도록 주변에 다칠 만한 물건들을 치워 줍니다.

⑥ 발작 중인 환자를 깨우려고 누르거나 억지로 붙잡지 않습니다.

⑦ 숨 쉬기 편하게 넥타이나 단추를 풀어 주면 도움이 될 수 있습니다.

⑧ 발작이 20분 이상 지속될 경우, 응급상황으로 119 신고와 함께 병원 이송이 필요합니다.

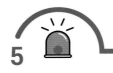

마비 증상이 있을 때

✚ 마비가 되면 어떻게 해야 할지 막막해요!

우리 몸은 곳곳마다 신경세포가 연결되어 있어서 뇌에 의해서 명령을 받고 움직입니다. 머리 속에 들어있는 뇌와 척추 줄기를 따라 쭉 이어진 척수신경을 합쳐서 '중추신경계'라고 합니다. 중추신경계는 모아진 정보를 판단하는 역할을 합니다. 그 정보를 모으는 역할은 몸의 감각신경이 담당하며 이를 '말초신경계'라고 합니다. 정보를 전달할 때는 전기 신호를 사용하며 그 연결하는 가장 작은 단위를 '뉴런'이라 합니다.

마비는 신경이나 근육이 그 기능을 잃고 감각 자체를 느끼지 못하거나 움직이지 못하는 상태를 말합니다. 신경과 근육, 전해질 이상 등으로 생길 수 있고 그 신체 부위에 따라 다양하게 나타날 수 있습니다. 마비의 양상은 입이 돌아가고 눈을 감기 어렵거나 감았을 때 안구가 위쪽으로 올라갈 수 있습니다. 한쪽 이마에 주름이 잘 안 잡히거나 청각과 미각 이상이 생길 수도 있습니다.

마비 증상의 여러 가지 원인

(1) 한쪽 부위의 팔다리에 힘이 없고 마비증상이 있는 경우, '뇌졸중'의 가능성이 높습니다.
(2) 척수신경의 손상이 있는 경우에도 비슷한 증상이 있을 수 있어서 빠르게 병원에 가야 합니다.

(3) 얼굴 부위에 마비가 와서 입이 돌아간 것처럼 된 경우도 뇌졸중을 의심해 볼 수 있습니다. 말이 잘 안 나오고 어눌한 경우도 이에 해당합니다.

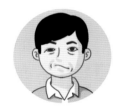

(4) 뇌신경 중 안면신경이 손상된 경우, 얼굴의 감각 운동 기능에 이상이 생길 수 있습니다. 너무 추운 곳에서 오래 있거나 스트레스나 과로로 면역력이 떨어진 경우, 혹은 대상포진에 감염된 경우, 얼굴에 마비 증상이 올 수 있습니다.

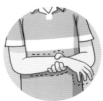

💡 응급처치 Point

① 갑작스럽게 한쪽 얼굴과 팔, 다리 등에 힘이 빠지고 저리거나 마비 증상이 있으면 응급실에 가야 합니다.

② 갑자기 한쪽 시력이 나빠진 것처럼 잘 안 보이거나 경험하지 못했던 심한 두통이 있어도 병원에 가야 합니다.

③ 뇌졸중이 있는지 알아보기 위해 다음 내용을 간단하게 물어보고 지시합니다.

　가. 환자에게 위를 쳐다보라고 말하고, 치아가 보이도록 미소 지어 보라고 합니다.

　　　→ 한쪽이 비대칭이면 비정상입니다.

　나. 눈을 감으라고 하고, 팔을 들어 올려 10초 정도 유지하라고 합니다.

　　　→ 한쪽 팔을 떨어뜨리면 비정상입니다.

　다. 환자에게 이름과 나이, 주소를 말해 보라고 합니다.

　　　→ 발음이 어눌하거나 다른 말을 하면 비정상입니다.

④ 위 증상과 질문의 답이 비정상이면, 119에 도움을 청하거나 응급실이 있는 병원에 가서 진료를 받습니다.

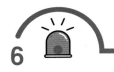

6 구토나 설사를 할 때

➕ 설사가 계속되면 너무 힘들어요!

대부분의 설사는 박테리아나 바이러스 등에 의한 식중독과 위장염이 흔한 원인입니다. 2주 미만의 설사는 급성으로 분류되며 몸에 염증이 있으면 열이 날 수 있습니다. 영아는 모유나 분유를 먹을 때 묽은 변을 자주 볼 수 있고 대부분 정상입니다.

다만, 24시간 이상 묽은 변을 볼 경우 식욕을 잃고, 체중감소와 열과 함께 탈수증상이 올 수 있습니다. 영아는 탈수가 심해지면 몸의 반응이 금세 일어나, 심한 경우 발작과 뇌 손상으로 이어질 수 있습니다. 아이가 물을 마시지 않거나 구토와 설사가 지속되어 기운이 없어 보이면 수액 처치가 필요하므로 병원에 가서 진료를 받아야 합니다. 설사 시에는 탈수를 예방하기 위해 물을 먹어야 합니다. 커피나 음료는 되도록 마시지 않습니다.

설사를 할 때, 나이에 따른 물 섭취 권장량
(1) 2세 미만의 어린이: 매 설사마다 1/4~1/2컵(50~100cc)
(2) 2~8세 어린이: 매 설사마다 1/2~1컵(100~200cc)
(3) 성인: 제한 없음

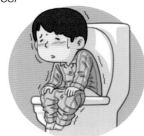

① 구토를 몇 번 했는지 언제 주로 했는지 물어봅니다.
② 아침에 심할 경우에는 임신이나 중추신경계와 연관이 있을 수 있습니다.
③ 식사 후에 구토한 경우에는 위장관 문제를 의심해 볼 수 있습니다.
④ 구토는 뇌압이 상승될 경우 발생할 수 있기 때문에 외상이 있었는지도 확인합니다.
⑤ 탈수가 진행될 것으로 예상되는 경우에는 병원에 가서 의사의 진료를 받아야 합니다.
⑥ 설사를 하는 동안에는 장 운동이 증가할 수 있고, 바이러스나 세균, 기생충이 원인입니다.
⑦ 열이나 복통이 동반되면 감염성 장염이 원인일 수 있고, 발작이 동반되면 세균성 이질도 의심해야 하기 때문에 병원 진료가 필요합니다.
⑧ 탈수를 막기 위해 미지근한 물을 마시고, 자극되는 음식이나 유제품, 커피 등을 피하는 게 좋습니다.
⑨ 탈수가 너무 심한 경우에는 수액 처치가 필요하므로 병원 진료를 받도록 합니다.

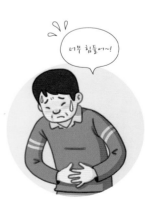

소변에서 피가 섞여 나올 때

7

➕ 소변에서 피가 섞여 나와 너무 걱정돼요!

소변에 피가 섞여서 나오는 것을 '혈뇨'라고 합니다. 혈뇨는 흔히 신장, 요로, 방광 등 비뇨기계의 문제로 발생하며, 단순한 염증에서부터 심각한 질환까지 다양한 원인을 가질 수 있습니다. 혈뇨는 육안으로 확인할 수 있는 육안적 혈뇨와 현미경 검사를 통해서만 확인되는 현미경적 혈뇨로 나뉘며, 그 발생 원인에 따라 증상의 심각성이 달라질 수 있습니다.

혈뇨는 스트레스나 과격한 운동 같은 비교적 경미한 원인으로도 발생할 수 있지만, 경우에 따라 요로 감염, 신장 결석, 방광암 등 심각한 질환의 초기 신호일 수 있습니다. 소변의 색이 변했거나 피가 섞여 나온다면, 단순한 증상으로 간과하지 말고 원인을 파악해 적절히 대처하는 것이 중요합니다. 혈뇨는 몸이 보내는 중요한 경고 신호일 수 있기에, 이를 무시하지 않는 작은 관심이 건강을 지키는 첫걸음이 될 수 있습니다.

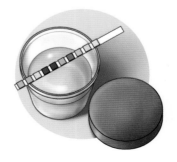

소변에서 피가 섞여 나올 수 있는 질환

(1) 방광염

만약 통증과 함께 혈뇨, 요실금 등의 증상이 나타나면 방광염을 의심해 볼 수 있습니다. 염증이 생기면, 항생제를 이용한 치료가 필요한데 보통 5일 정도 병원 치료를 받으면 좋아집니다.

(2) 급성신우신염

여성이 남성보다 약 5배 정도 많으며 1년 안에 재발할 확률도 약 9% 정도 됩니다. 주로 여름에 더 많이 발생한다는 통계가 있고 임신, 당뇨에서도 나타나지만 가장 흔한 원인은 대장균입니다. 무려 56~85%가 대장균 탓이라고 하며, 소변을 자주 보게 되고, 열이 날 수도 있고, 속이 울렁거리거나 구토와 함께 소변에 피가 섞여 나올 수 있습니다. 가끔 춥고 떨리는 증상이 동반되기도 합니다.

(3) 요로결석과 전립선 감염

남성에서 더 많은 요로결석은 수분섭취를 충분히 하면 예방할 수 있습니다. 결석의 85%는 칼슘이고 그 외 요산, 마그네슘 등 섞여 있습니다. 박테리아 감염 등으로 음낭과 항문 사이, 고환 등에 발생하여 전립선이 붓고 아프고 염증이 생기는 것을 '전립선염'이라고 합니다.

💡 응급처치 Point

① 집에서 할 수 있는 응급처치는 거의 없으며 비뇨의학과가 있는 병원에 가서 치료를 받아야 합니다.
② 감염이 되지 않도록 평소에 청결하게 자주 씻습니다.
③ 요로결석을 예방하도록 수분을 자주 섭취합니다.
④ 통증이 너무 심해서 움직이기 힘든 경우에는 119에 신고하여 병원(비뇨의학과)에 방문합니다.

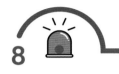

8

열이 날 때

+ 아이들은 열이 자주 나는데, 꼭 병원에 가야 하나요?

어린아이와 성인의 체온은 서로 다른데 일반적으로 소아가 성인보다 높은 편입니다. 신생아는 38도 이상, 소아는 39도 이상을 고열(fever)로 보는데 어느 부위를 재는지에 따라 체온이 다르게 나올 수 있어서 일반적으로 성인이나 소아나 38도 이상이면 고열에 해당합니다. 우리 몸에서 열이 나는 가장 흔한 원인은 세균이나 바이러스 감염입니다. 성인보다 면역 체계가 약한 소아나 영아가 세균에 감염되기가 더 쉽습니다.

병원에 가야 하는 경우

(1) 생후 3개월 미만의 영아에서 고열이 발생하는 경우
(2) 호흡곤란이 있거나 무기력하고 아파 보이거나 계속 우는 경우
(3) 입술이나 혀가 빨갛게 되거나 눈에 충혈이 보이는 경우
(4) 손발이 붓고 몸에 발진이 생기는 경우
(5) 아이가 열이 계속 나고 경련이나 발작 등의 증상이 나타나는 경우

소아에게 열이 나는 주요 원인

(1) 감염성 원인
① 감기, 독감, 편도염 등 상기도 감염
② 중이염, 폐렴 같은 세균성 감염

③ 장 바이러스 감염(장염)
④ 소아 발진열(홍역, 풍진, 수두 등)

(2) 비감염성 원인
① 예방접종 후 반응
② 탈수로 인한 체온 상승
③ 알레르기 반응
④ 과도한 활동이나 외부 환경

열과 동반되는 위험 신호

(1) 고열(40도 이상) 또는 열이 3일 이상 지속

(2) 경련
열성경련은 아이들에게 흔히 발생하며, 즉각적인 응급조치가 필요합니다.

(3) 탈수 증상
입이 마르고 소변량이 줄어드는 경우에 해당합니다.

(4) 의식 저하
아이가 반응하지 않거나 무기력해지는 경우에 해당합니다.

(5) 호흡 곤란
숨 쉬기 어려워하거나 쌕쌕거리는 소리가 날 경우에 해당합니다.

(6) 발진
열과 함께 피부 발진이 나타나는 경우에 해당합니다. 특히 수막염을 의심할 수 있습니다.

(7) 구토 또는 설사

탈수 및 체액 손실이 우려됩니다.

대처 방법

(1) 아이를 편안한 자세로 쉬게 합니다.

(2) 열이 나는 동안에는 아이의 상태를 지속적으로 관찰합니다.

(3) 체온계로 정기적으로 체온을 측정하며 기록합니다.

피해야 할 행동

(1) 아이를 두껍게 싸거나 이불로 덮어 체온을 높이는 행위

(2) 알코올로 몸을 닦는 행위(피부를 자극할 수 있음)

(3) 강제로 음식을 먹이거나 물을 많이 마시게 하는 행위

응급처치 Point

① 가장 중요한 응급처치는 열을 낮추는 것입니다. 먼저, 해열제를 먹입니다.

② 해열제를 먹여도 열이 계속 안 떨어지는 경우, 다른 종류의 해열제를 먹입니다. 4~6 시간 간격으로 시차를 두고 복용해야 합니다.

③ 열이 지속적으로 안 떨어질 경우, 미온수 요법을 시행합니다.

　가. 차갑지 않은 미지근한 물을 손수건에 적셔서 머리와 목, 겨드랑이, 배, 등 사타구 니를 닦아 줍니다.

　나. 손수건이나 수건 등 마땅한 게 없다면 미온수 패드를 미리 준비해 두는 것도 도 움될 수 있습니다.

　다. 아이가 추워할 경우 중단하고 여름 이불 같이 가벼운 이불로 배를 살짝 덮어 줍 니다.

④ 열이 떨어지지 않고 고열이 지속될 경우, 병원에 내원하여 진료를 받습니다.

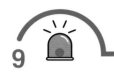

9

피부가 가려울 때

✚ 아이들은 피부가 자주 가려워요!

아이들의 피부는 성인보다 훨씬 얇고 민감하기 때문에 가려움증과 같은 피부 증상이 쉽게 발생할 수 있습니다. 단순한 자극에 의한 가려움증부터 아토피 피부염, 두드러기, 알레르기성 접촉 피부염 같은 소아 특유의 질환까지 다양한 원인이 가려움증의 배경이 될 수 있습니다. 아이들은 자신의 증상을 명확히 표현하기 어려운 경우가 많아, 부모가 증상을 잘 관찰하고 적절히 대처하는 것이 중요합니다.

아이들의 피부 가려움증은 자주 긁는 행동으로 인해 피부 손상을 초래하고, 심한 경우에는 2차 감염으로 이어질 수 있습니다. 특히 알레르기, 음식, 계절적 요인, 환경적 자극(먼지, 세제, 동물 털 등)이 주요 원인으로 작용할 수 있으므로 원인을 파악하고 이를 예방하는 관리가 필요합니다. 예민한 아이들의 피부는 작은 변화에도 영향을 받으므로, 올바른 관리와 예방으로 아이들의 건강을 지키는 것이 중요합니다.

소아의 피부 질환

(1) 아토피 피부염

피부가 붉고 가려우며 음식 알레르기, 천식, 건초열 등 가족력이 있는 경우에 흔합니다. 온습도의 변화와 특정 음식물, 진드기, 곰팡이, 박테리아, 특정 섬유 등이 증상을 더 악화시킵니다.

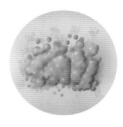

(2) 수족구병

콕사키 바이러스에 의해 발생하며 잠복기가 3~7일 정도입니다. 식욕부진과 근육통, 인후통과 함께 열이 발생하며 입 안과 손, 발, 엉덩이 등에 홍반이 나타납니다. 음식물을 삼키기 어려울 정도로 아프고, 손과 발, 발바닥, 손등, 발등 등에도 나타나기에 이런 증상이 보이면 바로 병원(소아과)에 가야 합니다.

(3) 두드러기

곤충에게 물리거나 감염될 때 발생하며, 날씨의 영향과 약물의 부작용 등으로 발생합니다. 가렵고 부종을 동반한 모양으로 분홍색, 붉은 색 등의 두드러기가 날 수 있으며 알레르기 반응도 해당됩니다.

(4) 헤르페스성 질환

구강과 입술, 잇몸 등이 헤르페스 바이러스에 의해 감염될 수 있고, 구강 점막 등과 입술 주변에 수포를 동반한 홍반이 생겼다가 10일 안에 없어지며 보통 흉터도 남지 않습니다.

(5) 비립종

주로 신생아나 유아에게 나타나는 피부 문제로 피부의 각질이 모낭에 갇혀서 발생하며 전염되지 않습니다. 코와 뺨 부위 작고 흰색 점처럼 보이는 돌기가 생길 수 있고 통증이나 가려움은 없으며 자연적으로 사라집니다.

(6) 건선

자가면역 질환으로 피부 세포가 과도하게 증식하여 발생하며 유전적 요인이 큽니다. 두껍고 은빛이 나는 비늘 같은 피부 병변이 나타나고 심한 가려움을 동반하며 팔꿈치, 무릎 등에 잘 생기므로 보습제를 잘 발라야 합니다.

(7) 땀띠

땀이 제대로 배출되지 않아 피부 아래에 갇혀서 발생하고 더운 날씨나 옷을 많이 입혔을 때 흔합니다. 붉은 반점이나 작은 물집이 목, 가슴, 겨드랑이 등에 나타나고 가려움증과 따가움을 동반하기에 시원한 환경이나 통풍 잘 되는 옷을 입혀서 피부를 깨끗하고 건조하게 유지해 주어야 합니다.

💡 응급처치 Point

① 아토피가 있는 경우, '코르티코스테로이드'가 함유된 연고를 발라줍니다. (의사 처방이 필요한 연고입니다.)

② 목욕 후에는 로션이나 오일로 피부를 촉촉하게 해 줍니다.

③ 목욕이나 샤워를 너무 반복하면 피부를 더욱 건조하게 만들어 오히려 좋지 않을 수 있습니다.

④ 알레르기가 있는 음식은 최대한 피하고, 손톱으로 가려운 피부를 긁지 않습니다.

⑤ 곤충에게 물린 경우 벌레물림 연고나 겔을 바릅니다.

⑥ 아기가 음식을 잘 먹지 않고 울면 입안과 손발, 엉덩이 등을 살펴서 수족구 증상이 있는지 확인합니다.

⑦ 열이 나고 감염에 대한 징후가 보이면 병원에 방문하여 치료받도록 합니다.

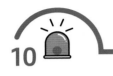

어지러울 때

10

➕ 빈혈 말고도 어지러운 이유가 또 있나요?

차나 기차, 비행기, 놀이기구 등을 타는 게 아니더라도 일상 중에 두통과 함께 어지럼증이 발생하는 경우는 매우 흔합니다. 어지러운데 쓰러질 것 같은 느낌이 들기도 하고, 하늘이 빙글빙글 도는 것 같을 때도 있습니다.

어지럼증은 자신과 사물은 정지해 있는데 주변이 움직이는 듯한 느낌을 받는 것을 말합니다. 그중 빙글빙글 도는 느낌으로 자세가 불안하고 안구가 떨리는 증상이 동반된 것을 '현훈'이라 부릅니다.

현훈의 종류

(1) 중추성 현훈

뇌졸중, 뇌출혈, 뇌종양 등 뇌의 문제로 신체나 머리 움직임이 아닌 신경계 증상이 나타나며, 자세 불안이 심하여 평형을 유지하기 어렵고, 안구가 뚜렷하게 떨립니다.

(2) 말초성 현훈

서 있을 수 없을 정도로 심하게 어지럼증을 느끼는 것을 말합니다. 양성 돌발성 체위성 현훈(BPPV)이라 불리며, 귀의 반고리관의 이석이 이동하여 생깁니다. 청력이 떨어질 수 있고 안구가 수 초 동안 빠르게 위쪽으로 흔들릴 수 있습니다.

어지럼증의 원인

(1) 뇌출혈이나 뇌경색

(2) 저혈당, 기립성 저혈압, 혈관성 미주신경 발작

(3) 우울증이나 공황장애 등 정신적인 문제

(4) 이석증, 전정기관염 등 이비인후과적 원인

어지럼증의 동반 증상으로 알아보는 위험 신호

(1) 시야 이상

복시(겹쳐 보임), 시야가 좁아지는 증상 등이 해당합니다.

(2) 신경학적 증상

한쪽 팔다리 마비, 감각 저하, 언어 장애 등이 해당합니다.

(3) 심한 두통

갑작스러운 두통과 함께 발생하는 어지럼증은 뇌출혈 가능성이 있습니다.

(4) 구토와 탈수

어지럼증과 함께 반복적인 구토가 동반될 경우 전해질 불균형이 우려됩니다.

(5) 의식 저하

의식이 희미해지거나 혼란스러워하는 경우 등이 해당합니다.

어지럼증의 대처 방법

(1) 안전한 자세로 앉거나 눕습니다.

(2) 눈을 감고 주변 움직임에 신경을 덜 쓰도록 하여 증상을 완화합니다.

(3) 머리를 낮게 하고, 다리를 약간 올려 뇌로 가는 혈류를 증가시킵니다.

(4) 저혈당이 의심될 경우, 당분이 포함된 음료나 음식을 섭취합니다.

(5) 탈수 가능성이 있을 경우, 충분한 물을 마십니다.

(6) 증상이 반복되거나 심각하다면, 이비인후과, 신경과 등에서의 전문적인 진료가
   필요합니다.

어지럼증의 예방 방법

(1) 충분한 수면과 균형 잡힌 식사를 통해 체력을 유지합니다.
(2) 스트레스를 줄이기 위해 명상이나 요가 같은 이완 운동을 합니다.
(3) 충분한 물 섭취와 철분, 비타민 B12 등의 섭취를 통해 빈혈을 예방합니다.
(4) 갑작스럽게 일어서거나 고개를 돌리지 않도록 주의합니다.
(5) 체위를 천천히 변경하고 안정된 자세를 유지합니다.
(6) 어지럼증을 유발할 수 있는 밝은 빛, 소음, 혼잡한 환경을 피합니다.

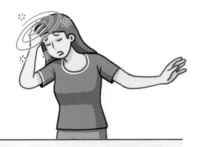

💡 응급처치 Point

① 어지럼증 발생 시 똑바로 걷기가 힘들고, 천장이 빙글빙글 도는 것 같은 느낌, 빈혈이
   있는 것 같은 느낌이 듭니다.
② 사물이 두 개로 보이거나 얼굴이나 팔다리가 저리고, 의식상태가 변화하거나 말을
   어눌하게 하는 경우에는 뇌출혈이나 뇌경색 등의 검사를 해야 합니다. 119에 신고하
   거나 신속히 병원에 데려갑니다.
③ 구토를 할 수 있으므로 비닐봉지나 휴지통을 준비해 둡니다.
④ 이비인후과 진료를 받도록 합니다.

상황별
응급처치

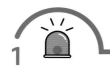

1

이물질을 삼켰을 때

➕ 질식의 위험이 있습니다!

미국에서는 연간 평균 약 1,500명이 이물질을 삼켜서 사망하는데 그중 80%는 소아입니다. 국내에서는 약 134명의 어린이에게서 질식 관련 사망사고가 발생되었습니다. 아이들이 삼킨 물질은 대부분 장난감, 동전, 볼펜 뚜껑 등의 작은 물건이나 귤, 삼겹살, 젤리 등의 음식물입니다. 성인들이 삼킨 물질은 고기와 떡이 많습니다. 식도에 이물질이 걸리면 불편감과 불안감이 생깁니다. 동전을 삼켰을 때 식도에 걸린 35%의 소아 환자에서는 특별한 증상이 없었습니다. 국내 질식 사망자 545명 중 66.6%가 65세 이상 노인 환자였습니다.

이물질을 삼켰을 때 나타나는 증상

목에는 두 개의 길이 있는데 앞쪽에 있는 것이 '기도', 뒤쪽에 있는 것이 '식도'입니다. 이물질을 삼켰을 때 그것의 크기와 모양, 견고함 등에 따라 결과에 차이가 날 수 있습니다. 배설물로 나오면 괜찮지만 날카로운 것을 삼키면 배 속 장기가 손상될 수 있고, 크기가 너무 크면 식도와 장의 입구를 통과하지 못해서 막힐 수도 있습니다.

장난감 중에 먹으면 크기가 커지는 유형(예: 개구리알 등 물에 넣으면 부피가 커지는 장난감)이 위험합니다. 건전지나 자석을 삼킨 경우에 식도나 장에 구멍이 뚫리는 손상(천공)이 생길 수 있습니다. 만약, 이물질이 기도를 막으면 숨을 못 쉬어서 매우 치명적일 수 있습니다.

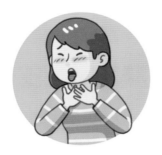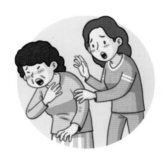

응급처치 Point

① 말이나 기침을 할 수 있다면, '기침'을 통해 이물이 나오게 합니다.
② 무엇을 삼켰는지 확인되지 않으면 병원에 가서 '응급내시경'을 통해 꺼내야 합니다.
③ 기도가 막힌 것처럼 숨을 못 쉬거나 얼굴이 퍼렇게 질리면 아래의 사항에 따릅니다.
  가. 의식이 없을 경우, 반응과 호흡도 없다면 '가슴압박'을 시작합니다.
  나. 의식이 있는 경우, '등 두드리기'를 하고 기도폐쇄가 계속되면 '복부 밀어내기'를 합니다.
  다. 소아는 복부 밀어내기 5회를 시행하고, 영아는 등 두드리기 5회와 흉부 밀어내기 5회를 시행합니다.

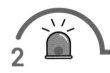

2

손톱, 발톱이 빠졌을 때

➕ 손톱, 발톱이 빠졌는데 꼭 병원에 가야 하나요?

손톱과 발톱은 외부 충격으로 인해 쉽게 손상되거나 심한 경우 빠질 수 있습니다. 스포츠 활동, 무거운 물건의 낙하, 끼임 사고, 혹은 심한 마찰 등 다양한 원인으로 손발톱이 빠질 수 있으며, 이는 통증과 함께 감염의 위험을 동반할 수 있습니다. 특히 발톱은 신발 속에서 지속적인 자극을 받는 경우가 많아 회복 과정에서 추가적인 관리가 필요합니다.

손톱과 발톱이 빠지는 사고는 신체적으로 불편함을 줄 뿐만 아니라, 적절한 응급조치가 이루어지지 않으면 감염, 염증, 혹은 재생 과정에서의 이상 등으로 이어질 가능성이 있습니다. 따라서 손발톱 손상 시 초기 대응과 회복 과정에서의 세심한 관리가 중요합니다. 작은 상처라도 올바르게 관리하면 더 큰 문제를 예방할 수 있습니다.

손톱이 깨지거나 빠지는 경우

(1) 문틈이나 모서리 등에 부딪혔을 경우

(2) 무거운 물건에 깔렸을 경우

(3) 세균감염에 의해 손톱이 약해진 경우

발톱이 깨지거나 빠지는 경우

(1) 축구 등의 운동을 하다가 밟히는 경우

(2) 신발에 밟히는 경우

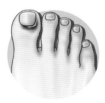

(3) 문지방을 넘다가 걸려 넘어지는 경우
(4) 마라톤, 달리기 등의 장시간 운동 중 신발 내부에서 지속적으로 발톱이 눌리는 경우
(5) 무좀(발톱 진균증)이나 세균 감염으로 발톱이 약해진 경우

병원에 가야 하는 경우

(1) 상처에서 심한 출혈이 멈추지 않는 경우
(2) 염증이나 감염의 징후(부기, 열감, 고름 등)가 나타나는 경우
(3) 손발톱이 완전히 떨어지지 않고 흔들리는 상태에서 통증이 지속되는 경우
(4) 손발톱 밑에 멍이 심하게 들고, 주변 조직이 검게 변색된 경우(혈종)
(5) 손발톱 주변에 변형되거나 두꺼워진 손발톱이 나타나는 경우

손톱 및 발톱 회복 중 관리 방법

(1) 상처 부위는 항상 깨끗하고 건조하게 유지하며, 드레싱은 매일 교체합니다.
(2) 손톱은 한 달에 약 3mm, 발톱은 약 1.5mm 정도 자라며, 완전히 재생되기까지
    는 몇 달이 걸릴 수 있습니다.
(3) 손톱과 발톱이 성장할 때에는 주변이 자극받지 않도록 편안한 신발과 장갑을 착
    용합니다.
(4) 손상 부위를 장시간 물에 담그지 않게 하고, 보습제를 발라 주어 피부를 건조하
    지 않게 관리합니다.

💡 응급처치 Point

① 손톱이나 발톱이 빠졌다면, 물이나 생리식염수 등으로 세척합니다.
② 피가 흐르는 경우 거즈나 깨끗한 천 등으로 눌러서 지혈합니다.
③ 손발톱에 멍이 들면 정형외과 진료가 필요합니다. 레이저나 주사를 통해 치료할 수
   있습니다.
④ 빠진 손톱이나 발톱은 병원에 챙겨서 갑니다.
⑤ 완전히 빠진 경우가 아니라면, 덮어서 고정한 뒤에 병원에 갑니다.

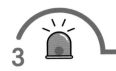

3

뜨거운 물에 데였을 때

➕ 가장 고통스러운 통증 중 하나인 '화상'

뜨거운 물에 의한 화상은 가정에서 흔히 발생하는 사고 중 하나로, 특히 어린이나 노약자에게서 자주 발생합니다. 단순히 피부 표면의 통증과 발적만 유발하는 경미한 화상에서부터 깊은 조직 손상이나 흉터로 이어질 수 있는 심각한 화상까지, 그정도는 다양합니다.

뜨거운 물에 데였을 때 즉각적으로 올바르게 대처하지 않으면 감염, 흉터 형성, 그리고 피부 기능 장애 같은 합병증을 초래할 수 있습니다. 뜨거운 물 화상은 조리 중의 부주의, 뜨거운 음료를 엎질렀을 때, 혹은 욕조나 온천에서 과도하게 높은 온도의 물에 닿았을 때 흔히 발생합니다. 화상의 정도는 피부가 뜨거운 물에 노출된 시간, 온도, 그리고 개인의 피부 상태에 따라 달라질 수 있습니다. 화상은 신속하고 적절한 응급처치로 그 피해를 최소화할 수 있으므로, 올바른 대처법을 익히는 것이 중요합니다.

화상의 종류

(1) 1도 화상
햇볕에 그을린 정도이며, 아프긴 하지만 물집이나 흉터는 생기지 않습니다.

(2) 2도 화상
부어오르고 물집이 생기며, 많이 아픕니다. 상처가 깊으면 흉터가 생깁니다.

(3) 3도 화상

피부 안쪽까지 깊게 다쳤으며, 감각이 없어져서 아프지 않을 수도 있지만 흉터가 남습니다.

(4) 4도 화상

피부 전체와 뼈가 손상될 수 있고, 완전 치유는 되지 않습니다.

일상생활 중 뜨거운 물에 데이는 경우

(1) 커피포트에 물을 따르다가 흘렸을 때

(2) 라면을 먹으려고 물을 끓일 때

(3) 정수기에서 뜨거운 물을 따를 때

(4) 컵라면이나 뜨거운 국물을 쏟았을 때

(5) 압력솥의 스팀에 데였을 때

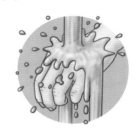

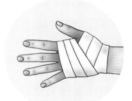

💡 응급처치 Point

① 다친 부위를 최대한 빠르게 흐르는 찬물로 식힙니다. 열을 최대한 식히는 것이 가장 중요한 응급처치입니다.

② 조이는 물품을 제거합니다.

③ 화상 부위를 멸균 거즈로 덮습니다.

④ 상처 부위를 초기에 얼마나 깊은지를 예측하는 것은 어려운 일입니다. 상처 부위가 매우 넓으면 꼭 병원에 가서 진료를 받아야 합니다.

⑤ 얼음이나 너무 차가운 물로 냉각시키지 말아야 합니다.

⑥ 상처 치유에는 습윤 드레싱이 선호됩니다.

⑦ 수포를 터트리면 통증도 생기고 감염될 가능성이 높아지기에 수포를 터뜨리지 않습니다.

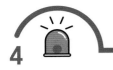

4

팔이나 어깨가 빠졌을 때

아이의 손을 잡고 빙글빙글 돌릴 때, 걸으면서 아이를 중간에 두고 양쪽에서 손을 잡고 그네처럼 앞뒤로 흔들다가 팔이 빠지는 경우, 아이 팔을 잡고 세게 잡아당기는 경우 등 팔이 빠지는 상황은 다양합니다. 이때, 아이는 갑자기 심하게 울거나 팔꿈치를 굽히고 잡고 있을 수 있습니다. 또는 팔이 아프니 움직이지 않으려 하고 축 늘어뜨리기도 합니다.

팔꿈치가 빠지는 경우

(1) 아이의 손을 잡고 위로 잡아당기는 경우가 흔한 원인입니다.

(2) 유아기에는 인대가 아직 발달하지 않았기 때문에 팔의 두 개 뼈 중 요골이 빠지게 됩니다.

(3) 통증이 생겨 팔을 들지 못하고 축 늘어뜨립니다.

💡 응급처치 Point

① 반대쪽 팔로 잡고, 팔을 최대한 움직이지 않습니다.

② 단순히 팔이 빠졌는지, 뼈가 부러졌는지 확인하기 위해 병원에 갑니다. 뼈가 다치지 않았다면 팔을 맞춰서 후유증 없이 병원에서 치료가 가능합니다.

어깨가 빠지는 경우

(1) 어깨뼈가 원래의 위치에서 이탈하면서 빠진 것으로 완전히 빠져나간 경우입니다.

(2) 거의 대부분은 앞쪽으로 빠지는 '전방탈구'이며 외상으로 발생합니다.

(3) 한번 탈구가 발생하면 인대와 관절낭이 손상을 입어 재발하기 쉽습니다.

(4) 증상은 상당한 통증과 함께 팔을 들어 올릴 수 없으며 팔이 빠진 느낌이 듭니다.

(5) 육안으로 봐도 양팔의 길이가 다르거나 탈구된 부위가 부어오르고 간혹 마비 증상도 나타납니다.

💡 응급처치 Point

① 스스로 어깨를 끼워 넣으려고 하면 안 됩니다. 관절막과 인대, 연골 등이 손상되어 더 다칠 수 있습니다.

② 냉찜질을 하며 움직임을 최소화하기 위해 반대쪽 팔로 다친 쪽 팔을 듭니다.

③ 만약 부목이나 붕대가 있다면 고정해 주면 도움이 됩니다.

④ 즉시 병원에 가서 전문의의 처치를 받아야 합니다. 병원에서는 도수정복술(첫탈구), 보조기착용하는 도수치료(급성탈구), 관절와순 복완술 등을 이용하여 빠진 어깨를 치료합니다.

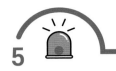

5

숨 쉬기 힘들고 팔다리가 저릴 때

✚ 가장 흔한 원인은 정신적인 스트레스입니다

젊은 여성에서 자주 발생하며, 과도한 호흡에 의해 몸속의 이산화탄소가 많이 빠져 나가서 어지럽고, 숨 쉬기 힘들고, 손발이 저리는 등의 증상이 나타나서 불안해하는 경우가 있습니다. 이런 상황을 '과호흡 증후군(hyperventilation syndrome)'이라고 부릅니다.

가장 흔한 원인은 '정신적인 스트레스'입니다. 누군가로부터 치욕스러운 말을 들었을 때, 사랑하는 연인과 헤어졌을 때, 화가 나고 흥분되는 상황이 벌어졌을 때 등 정신적으로 스트레스를 받은 상황, 즉 심리적 요인에 의해 주로 발생합니다. 그 외에도 폐렴과 폐혈관, 폐색전증, 폐혈증 등 다양한 폐 질환, 심장 질환, 저산소증, 약물 부작용 등 다양한 원인이 존재합니다.

과호흡 증후군의 주요 원인

(1) 정신적 요인

스트레스, 불안, 공황장애 등으로 인해 심리적 긴장이 극도로 높아질 때 발생합니다.

(2) 신체적 요인

심장 질환, 폐 질환(천식, 만성폐쇄성폐질환), 약물 부작용 등이 해당합니다.

(3) 환경적 요인

  폐쇄된 공간에서의 공포감, 과도한 운동 등이 해당합니다.

과호흡 증후군의 주요 증상

(1) 호흡 관련 증상

  숨이 차고 가슴이 답답하거나, 숨을 제대로 못 쉬는 느낌

(2) 신경학적 증상

  손발 저림, 현기증, 어지럼증, 입 주위가 얼얼하거나 저린 느낌(말초 신경 과활
  성화)

(3) 근육 관련 증상

  손발의 경련, 근육 경직

(4) 정신적 증상

  불안감, 공포감, 의식이 흐려지는 느낌

과호흡 증후군의 예방 방법

⑴ 스트레스를 줄이기 위해 명상, 요가, 심호흡 등 몸을 이완시키는 운동을 합니다.
⑵ 충분한 수면과 규칙적인 운동, 균형 잡힌 식사를 통해 규칙적인 생활 습관을 갖
  습니다.

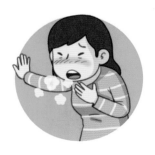

(3) 복식 호흡 연습을 통해 평소에도 천천히 안정적으로 호흡하는 습관을 갖습니다.

(4) 마스크를 오래 쓰거나 폐쇄적인 공간을 피하고, 환기가 잘 되는 환경을 유지합니다.

응급처치 *Point*

① '종이 봉투'를 이용해서 자신이 내쉰 숨을 다시 호흡하는 것으로 공기 안의 이산화탄소를 다시 흡입하여 정상으로 되돌아오게 하는 방법이 있었지만, 상태를 더 악화시킨다는 연구가 있어서 최근에는 권장하지 않습니다.

② 손발이 꼬이면서 말을 듣지 않아 더 불안해할 수 있습니다. 앞으로 벌어질 상황을 얘기해 주면서 안정을 취하도록 돕습니다. 심리적 안정이 최우선입니다.

③ 코로 숨을 천천히 쉬도록 유도합니다.

④ 입으로 크게 숨을 쉬는 것은 되도록 자제하도록 이야기해 줍니다.

⑤ 옆에서 안정되도록 숨을 같이 쉬며 천천히 숫자를 세 주면 도움이 될 수 있습니다.

⑥ 호흡이 계속 정상적으로 돌아오지 않으면 병원에 가서 진료를 받습니다.

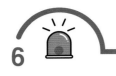

6

쓰러져서 의식이 없을 때
- 심폐소생술

＋ 심정지 상황을 바로 목격했다면, 천운입니다!

심정지는 심장의 기능이 멈춘 상태를 의미하며, 그 원인은 다양합니다. 우리 몸을 하나의 공장에 비유한다면, 심장은 연료를 공급하는 펌프와 같습니다. 이 펌프가 멈추면 공장의 모든 기계, 즉 신체 장기들도 기능을 정지하게 됩니다. 특히 가장 큰 타격을 받는 장기는 뇌입니다. 공장에서 가장 많은 연료를 소비하는 핵심 기계이기 때문에, 연료 공급이 중단되거나 부족해지면 돌이킬 수 없는 손상을 입게 됩니다.

이러한 상황에서 펌프가 멈춘 것을 발견한 사람이 있다면, 이는 신체에게는 행운이고, 공장 입장에서는 기적과도 같은 일입니다. 이제 필요한 것은 멈춘 펌프를 손으로 강하게 눌러(심폐소생술) 다시 작동하도록 돕고, 전원선을 연결하여(자동심장충격기 사용) 전기를 공급하여 펌프가 스스로 다시 뛰게 만드는 것입니다. 문을 닫아버린 폐공장으로 남길 것인가요, 아니면 다시 가동될 수 있도록 펌프를 한번 눌러볼 것인가요? 당신의 손길이 하나의 생명을 살릴 수 있습니다.

심정지의 주요 원인
(1) 심근경색(심장마비), 심부전, 심장판막 질환, 부정맥 등 심장 문제
(2) 익사, 질식, 전기 감전, 중증 외상, 약물 과다 복용 등의 비심장성 원인
(3) 극심한 저체온증, 과도한 열 노출, 탈수 등 환경적 요인

심정지의 주요 징후

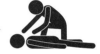

(1) 심한 가슴 통증, 호흡 곤란, 현기증, 실신, 두근거림, 불규칙한 맥박 등의 사전 신호
(2) 환자를 부르거나 가볍게 흔들어도 반응이 없는 경우
(3) 호흡 없음 또는 비정상적 호흡(가쁜 숨, 헐떡임)이 있는 경우

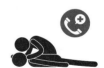

(4) 목(경동맥), 손목 등에서 맥박을 느낄 수 없는 경우

심정지의 예방 방법

(1) 고혈압, 당뇨, 고지혈증 등 위험 요인을 줄이기 위해 규칙적인 운동과 균형 잡힌 식사를 해야 합니다.
(2) 가족력, 과거력이 있는 경우 정기적인 검진을 받습니다.

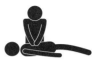

(3) 금연을 하고, 술이나 과도한 카페인 섭취를 줄이는 것이 좋습니다.

💡 응급처치 *Point*

① 환자의 어깨를 두드리며 반응을 확인합니다.
② 반응이 없고, 호흡이 느껴지지 않는다면 119에 신고합니다. 주변에 사람이 있다면, 119 신고와 자동심장충격기(AED)를 가져오도록 요청합니다.
③ 10초 정도 숨을 쉬는지 확인합니다. 가슴이 올라오는지 보고, 입과 코에 숨 쉬는 바람이 느껴지는지 확인합니다.
④ 환자 옆에 무릎을 꿇고 앉아서 팔을 펴고 두 손을 포갠 다음, 깍지를 끼고 손가락은 들어 줍니다. 다리는 어깨 넓이로 벌려서 앉고, 팔은 구부러지지 않게 쫙 편 후 손바닥을 댑니다.
⑤ 가슴 정중앙(가슴뼈 절반의 아랫부분)을 깊게 누릅니다. 압박 깊이 약 4.5~5.5cm, 속도 100~120회/분을 유지합니다.
⑥ 가슴압박을 지속합니다. 한 주기에 30번씩 계속 압박합니다.

* 신고를 하면 119 구급상황 상담요원이 어떻게 행동해야 하는지 영상과 음성으로 알려줍니다.

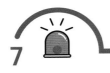

쓰러져서 의식이 없을 때
- 자동심장충격기

➕ 펌프를 뛰게 만드는 전기에너지, 코드를 꽂아라!

앞의 심폐소생술 파트에서 심장을 펌프 기계로 비유하고 몸의 장기를 공장 안에 있는 기계들로 비유했습니다. 기계를 살리는 가장 좋은 방법은 전원을 연결해서 '전기'를 공급하는 것입니다. 전기에너지로 기계들이 스스로 작동할 수 있도록 하는 게 근본적인 조치입니다.

따라서 전기를 살릴 수 있는 작은 발전기(자동심장충격기)를 갖고 와서 연결하는 행동이 필요합니다. 요즘 발전기는 똑똑해서 전기를 공급할 수 있는지 못하는지 여부도 알려 줍니다. 플러스, 마이너스 전극 코드만 잘 연결해 주세요!

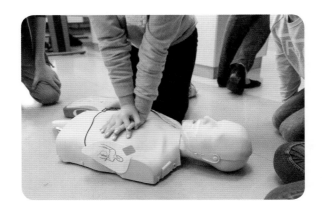

자동심장충격기(AED) 사용 방법

(1) 주의 사항은 자동심장충격기를 갖고 와서 연결하는 동안에도 '가슴압박'은 지속 되어야 한다는 것입니다.

(2) 버튼을 2~3초간 길게 눌러 전원을 켭니다.

(3) 두 개의 패드를 알맞은 위치에 부착합니다. 한 개는 우측 빗장뼈(쇄골) 아래, 다른 한 개는 좌측 젖꼭지 아래 겨드랑이 중간 부분에 위치하도록 부착합니다.

(4) 가슴압박을 멈추고, 심장리듬을 분석합니다. 이때 환자를 만지지 않도록 주의합 니다.

(5) 전기충격이 필요하다는 음성 안내가 나오면 환자와 접촉된 사람이 없는지 확인 한 후 전기충격 버튼을 누릅니다.

(6) 지체하지 않고 다시 심폐소생술을 진행합니다. 심폐소생술 안내 음성이 나오니, 음성 지시에 따르면 됩니다.

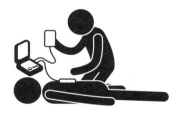

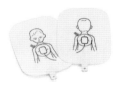

* 소아나 영아의 패드는 성인용과 다릅니다. 아이의 앞면(배 부위)과 뒷면(등 부위) 에 하나씩 붙입니다.

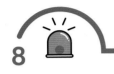

8

쓰러져서 엎드려 있을 때
- 심폐소생술

✚ 쓰러진 사람 모두 똑바로 누워 있지는 않아요!

심폐소생술 교육을 받을 때, 대부분 환자가 똑바로 누워 있는 것만 배우게 됩니다. 그러나 현실에서 쓰러진 환자를 발견했을 때의 자세는 꼭 그렇지만은 않습니다. 만약, 가슴을 부여잡고 아파하다가 엎드린 자세로 쓰러진 사람의 경우에는 어떻게 해야 할까요?

성인 남자의 경우, 옆으로 돌리는 데 크게 어렵지 않을 수 있지만 환자의 몸이 구조자에 비해 너무나 커서 움직이는 것 자체가 어려울 수 있습니다. 그렇다면, 포기해야 할까요? 그렇지 않습니다. 여러 교육을 통해서 실전 검증된 방법으로 40kg 초반의 몸무게를 가진 여성이 100kg의 거구를 심폐소생술이 편한 자세로 돌리는 방법이 있습니다.

엎드린 환자를 바로 누운 자세로 돌리는 방법

(1) 엎드려 있는 상황에서도 반응 및 호흡 확인이 가능합니다. 어깨근육을 눌러서 깨워 봅니다. 반응과 호흡이 없으면 119에 신고합니다.

(2) 엎드려 있는 환자 옆에 무릎 앉은 자세로 앉습니다. 나와 접촉해 있는 환자의 팔과 다리를 일자로 폅니다.

(3) 환자의 어깨와 허리 부위 옷과 벨트 등을 잡고 나의 몸 방향으로 뒤로 넘어지듯 잡아당겨서 환자를 돌립니다.

⑷ 환자가 뒤로 돌아 바른 자세로 눕힌 다음, 즉시 가슴압박을 합니다.

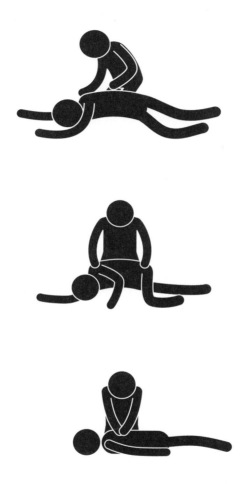

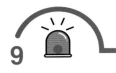

9

장애인을 위한 심폐소생술

➕ **휠체어에 앉아 있는 장애인은 어떻게 심폐소생술 하나요?**

장애인은 비장애인에 비해 심정지가 올 확률이 무려 두 배에서 다섯 배나 높습니다. 심정지가 발생하는 장소는 집과 공공장소일 확률이 높기 때문에, 장애인 시설에서 일하는 직원뿐 아니라 장애인 자신과 가족 모두 심폐소생술을 배워야 할 필요성이 있습니다.

또한 움직임이 부족한 휠체어에 타고 있는 채로 심정지가 발생한다면, 평평한 바닥에 눕혀야 합니다. 그렇다면 휠체어에 앉아 있는 사람에게 심폐소생술을 하기 위해 어떻게 눕혀야 할까요?

휠체어에 앉아 있는 심정지 환자 눕히는 방법

(1) 119에 신고하고, 장소와 심정지 상태를 알리고, 도움을 요청합니다. 주변의 사람이 있다면 119에 대한 신고와 자동심장충격기를 갖고 오도록 부탁할 수 있습니다.

(2) 구조자는 휠체어 뒤에 위치합니다. 환자가 앉아 있는 상태에서 휠체어 뒤의 손잡이를 잡고, 뒤로 천천히 넘깁니다. 놓치지 않도록 천천히 지지해서 손잡이가 바닥에 닿을 때까지 내리면 됩니다.

(3) 손잡이가 바닥에 닿으면 양쪽 어깨의 옷을 잡고 머리를 지지하면서 내가 있는 방향으로 당깁니다.

(4) 환자를 평평한 바닥으로 끌어온 다음 가슴압박을 실시합니다.

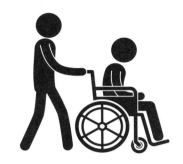

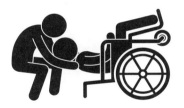

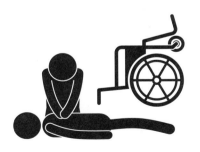

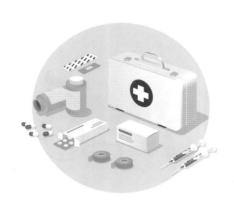

CHAPTER 05

야외활동 응급처치

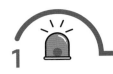

1

이름 모를 벌레에 물렸을 때

+ 벌레에 물린 경우 어떻게 해야 할까요?

벌레에 물리는 것은 일상생활에서 누구나 한 번쯤 경험할 수 있는 흔한 상황입니다. 야외활동 중이나 심지어 실내에서도 예상치 못한 벌레 물림은 불쾌감을 줄 뿐 아니라, 심각한 알레르기 반응이나 감염으로 이어질 가능성도 있습니다. 특히 이름 모를 벌레에 물렸을 경우, 해당 벌레가 독성을 지니고 있는지, 전염병을 옮기는지 알 수 없어 더욱 신속한 대처가 필요합니다.

벌레 물림은 단순히 가려움증과 붉은 반점만 남기는 경우도 있지만, 경우에 따라 전신 반응(두드러기, 호흡곤란, 어지럼증)이나 심각한 감염(라임병, 쯔쯔가무시병 등)을 초래할 수 있습니다. 물린 부위의 상태를 면밀히 관찰하고, 적절한 조치를 취하면 합병증을 예방할 수 있습니다.

벌레에 물린 경우

(1) 주로 노출된 피부에 물리기 때문에 벌레가 많은 야외에 갈 때 긴팔과 긴바지를 입고 양말을 신습니다.

(2) 벌레에 물린 피부는 홍반성 발진이 생기고 통증이 생길 수 있습니다.

(3) 상처 부위가 가렵거나 심한 경우에는 발열과 오한, 부기 등이 나타날 수 있습니다.

특정 벌레와 관련된 질환들

(1) 진드기는 쯔쯔가무시병, 라임병 등을 유발할 수 있습니다.
(2) 모기는 뎅기열, 말라리아, 지카바이 등을 유발할 수 있습니다.
(3) 벌은 아나필락시스 쇼크를 유발할 수 있습니다.
(4) 모래파리는 리슈마니아증을 유발할 수 있습니다.

즉각적인 의료 조치가 필요한 경우

(1) 물린 부위가 점점 더 심하게 붓거나 통증이 지속될 때
(2) 열이 나고 물린 부위가 고름처럼 변할 때
(3) 전신적인 알레르기 반응이 나타날 때(두드러기, 호흡곤란 등)
(4) 물린 후 구토, 심한 두통, 관절통이 동반될 때(전염병 가능성)

벌레 물림의 예방 방법

(1) 긴 소매 옷과 긴 바지를 착용하여 피부 노출을 최소화합니다.
(2) 모기 퇴치제(DEET 성분 포함)를 피부나 옷에 사용합니다.
(3) 집 주변에 물이 고이지 않도록 하여 모기 번식을 막습니다.
(4) 음식물이나 쓰레기를 방치하지 않아 벌레를 유인하지 않도록 합니다.
(5) 심한 알레르기 반응 병력이 있는 경우, 의사가 처방한 에피네프린(에피펜)을 휴
대합니다.
(6) 비상시 주변 사람들이 사용할 수 있도록 에피펜 사용 방법을 알려 줍니다.

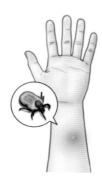

벌레 물림과 관련된 오해

(1) 모든 벌레 물림은 위험하지 않다는 오해

대부분의 벌레 물림은 경미하지만, 특정 벌레(말라리아 모기, 진드기 등)는 독성을 가지고 있어 심각한 반응을 유발할 수 있습니다.

(2) 벌레 물린 부위를 긁어야 낫는다는 오해

긁는 행동은 피부를 손상시키고 2차 감염 위험을 높일 수 있으므로 피해야 합니다.

(3) 침을 바르면 낫는다는 오해

침에는 세균이 있을 수 있어 감염 가능성을 높이므로, 적절히 소독한 후 연고를 사용하는 것이 좋습니다.

💡 응급처치 *Point*

① 손으로 긁지 말고 상처 부위를 소독합니다.
② 벌레에 물렸을 때 바르는 연고를 상처에 발라 줍니다.
③ 감염이 예상되는 경우, 항생제 치료가 필요할 수 있습니다.

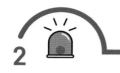

동물에게 물렸을 때

➕ 감염과 흉터에 주의해야 합니다!

동물에게 물리는 사고는 반려동물, 야생동물, 혹은 유기동물과의 접촉 중 언제든지 발생할 수 있습니다. 물림은 단순히 피부에 상처를 남기는 것뿐만 아니라, 감염, 신경 손상, 심지어는 생명을 위협할 수 있는 질병(광견병, 파상풍 등)의 위험을 동반합니다. 특히 동물의 이빨과 발톱은 피부와 근육 깊은 곳까지 손상을 줄 수 있어 적절한 응급조치가 중요합니다.

동물 물림은 종류에 따라 위험성이 다르게 나타납니다. 예를 들어, 개나 고양이 같은 반려동물의 물림은 비교적 흔하지만, 야생동물에게 물릴 경우 광견병과 같은 심각한 질병의 가능성이 높습니다. 또한 물린 부위가 얼굴, 손가락 등 신체의 중요한 부위라면 신속하고 정확한 대응이 필요합니다.

동물 물림의 특징
(1) 침 속에 많은 미생물이 있어서 물렸을 때, 상처 부위가 감염될 가능성이 높습니다.
(2) 감염까지 걸리는 시간은 일반적으로 개에 물린 경우 24시간, 고양이에 의해 상처가 난 경우 12시간 정도입니다.
(3) 상처 부위는 손과 팔, 다리 중에서도 종아리 부위가 많습니다.
(4) 반려동물의 경우, 백신접종 여부를 확인할 수 있으나 야생동물의 경우 확인이 불가능합니다.
(5) 물린 상처를 통해 신경과 힘줄, 혈관 등이 손상될 수 있습니다.

(6) 공격성이 높고 치아와 무는 힘이 발달된 동물에게 물린 경우, 살점이 떨어져 나갈 수도 있습니다.

(7) 상처가 찢어진 경우, 상처 부위가 깊어서 봉합하지 않고 방치하면 염증이 생길 수 있습니다.

동물 물림의 주의 사항

(1) 감염 가능성

동물의 입안에는 수많은 세균이 존재하며, 이로 인해 감염 가능성이 매우 높습니다.

① 파상풍: 물림으로 상처에 파상풍균이 침입할 가능성이 있습니다.

② 광견병: 야생동물이나 유기동물에 물렸을 경우 가장 위험한 질병입니다.

③ 연조직 감염: 개, 고양이의 입안 세균(*Pasteurella*, *Staphylococcus*, *Streptococcus* 등)으로 인한 감염입니다.

(2) 신경 손상 및 혈관 손상

깊은 물림으로 인해 신경이나 혈관이 손상될 가능성이 있습니다. 손, 발, 얼굴처럼 민감한 부위에 물린 경우 치유가 더 어려울 수 있습니다.

(3) 전신적 반응

심한 경우 패혈증으로 발전할 수 있습니다.

동물 물림에 의해 나타날 수 있는 주요 질병

(1) 광견병

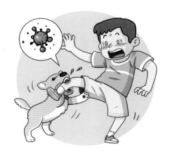

광견병 바이러스에 감염되어 발병하며, 발병 시 치명적입니다. 예방접종이 가장 효과적인 예방 방법입니다.

(2) 파상풍

파상풍균이 상처를 통해 침입하여 근육 경련과 마비를 유발합니다.

(3) 캣 스크래치병

고양이에게 물리거나 긁혔을 때 *Bartonella* 박테리아에 의해 발생합니다. 발열, 부종, 림프절 비대가 나타날 수 있습니다.

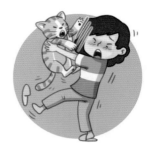

동물 물림의 예방 방법

(1) 반려동물에게 규칙적인 백신 접종(특히 광견병 백신)을 시행합니다.

(2) 아이들에게 동물을 다룰 때 조심스럽게 대하도록 교육합니다.

(3) 야생동물에게 접근하거나 음식을 주지 않습니다.

(4) 유기동물을 만질 때 주의하며, 물림 사고 발생 시 즉시 조치합니다.

(5) 동물이 먹이를 먹거나 새끼를 돌볼 때는 가까이 가지 않습니다.

(6) 동물이 겁을 먹거나 위협을 느끼는 상황(소리 지르기, 갑작스러운 움직임 등)을 피합니다.

감염 예방 및 치료

(1) 파상풍 예방

최근 5~10년 내에 파상풍 예방접종을 받지 않은 경우, 물린 후 즉시 파상풍 주사를 맞아야 합니다.

(2) 광견병 예방

광견병 위험이 있는 동물에 물렸다면 즉시 광견병 예방접종을 시작해야 합니다.

(3) 항생제 처방

감염 위험이 높거나 이미 감염 징후가 있는 경우 항생제를 처방받아야 합니다. 항생제 사용은 의사의 지시에 따라 정확히 복용해야 합니다.

(4) 상처 관리

의료기관에서 상처 부위를 다시 세척하거나 절개하여 고름을 제거할 수 있습니다.

병원에 가야 하는 경우

(1) 심한 출혈이 멈추지 않을 때

(2) 물린 부위가 붓고 빨갛게 변하며 통증이 심할 때(감염 의심)

(3) 열, 오한, 피로감 등 전신 증상이 나타날 때

(4) 물린 동물이 광견병 백신 접종 이력이 불분명하거나, 야생동물인 경우

(5) 물린 부위가 얼굴, 목, 손가락, 발가락 등 민감한 부위일 때

(6) 면역력이 약한 환자(예: 당뇨, 암 치료 중)가 물렸을 때

 응급처치 Point

① 물었던 동물로부터 떨어져서 다시 물리지 않도록 안전을 확보합니다.

② 물린 부위를 수돗물 또는 생리식염수 등으로 깨끗하게 세척합니다.

③ 출혈이 진행될 경우, 멸균된 거즈로 지혈해야 합니다.

④ 세균 감염을 막기 위해서 병원에 가서 항생제 치료를 받아야 합니다.

⑤ 상처 부위에 따라 상처가 벌어진 경우 물린 지 6시간 이내에 봉합해야 합니다.

⑥ 얼굴과 가까운 부위는 미용상으로도 중요시되기 때문에 봉합이 더욱 필요합니다.

⑦ 물린지 12시간 이상 시간이 흐른 상처는 감염 위험성을 줄이고 치료 후에 봉합할 수 있습니다.

⑧ 동물이 아닌 사람에게 물린 경우에도 기타 동물들처럼 감염될 수 있기 때문에 병원에 꼭 가야 합니다.

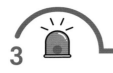

3

가시가 박혔을 때

➕ 손이나 발바닥에 가시가 박혔어요!

가시가 피부에 박히면 고통스럽고 빼내기 까다로운 경우가 많습니다. 가시가 있는 선인장이나 장미 같은 식물에 긁히는 경우도 있고, 가시를 가진 동물에 의해 찔릴 수도 있습니다. 가장 많은 유형은 외부 활동할 때 나뭇가지나 식물, 일상생활 중 나무 재질에 손을 대거나 무언가 만질 때 손이 가시가 박히는 경우입니다. 또한 마룻바닥이 나무 재질인 경우, 발바닥에 가시가 박히기도 합니다.

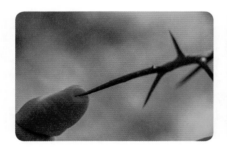
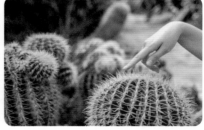
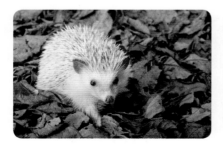
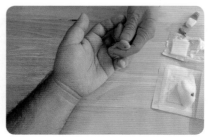

가시가 박혔을 때 제거하는 방법

(1) 가시 끝이 눈에 보여서 손톱이나 손가락으로 잡을 수 있으면 바로 제거합니다.

(2) 생리식염수나, 물, 알코올 등으로 씻어 내어 감염을 줄이고 핀셋으로 제거합니다.

(3) 핀셋 자체를 알코올로 닦아서 소독할 수도 있습니다.

(4) 잘 보이지 않으면 휴대폰 조명을 켜고 가시 부위를 자세히 봅니다.

(5) 가시가 박힌 게 눈으로는 보이는데 핀셋으로도 잡히지 않는다면 바늘을 소독하고 피부를 살짝 벌릴 수 있습니다.

(6) 어린아이의 손에 가시가 박혔을 때, 가시를 제거하자마자 피부에 피가 맺히거나 흐를 수 있습니다. 아이가 놀라지 않게 자연스럽게 거즈로 닦아 줍니다.

(7) 제거 후에도 통증이 있거나 피부가 붉거나 부어오르면 병원에 가야 합니다.

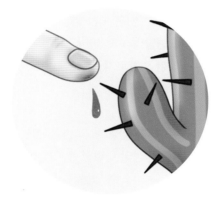

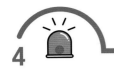

4

벌에 쏘였을 때

✚ 벌에 쏘였을 때 나타나는 응급증상은?

국내에서 벌에 쏘이거나 개미에 물렸을 때, '과민성 쇼크 반응'이 일어날 수 있습니다. 모두에게 일어나는 것은 아니고 인구 10만 명당 한 명 꼴로 나타나지만, 일단 이 반응이 나타나면 응급상황에 해당됩니다. '아나필락시스'라 불리는 과민성 쇼크 반응은 급성으로 나타나는 심각한 알레르기 반응으로 빠르게 처치하지 못하면 사망할 수 있습니다.

전신에 가려움증을 동반한 두드러기가 생기고 피부가 부을 수 있으며, 호흡곤란, 저혈압, 기도폐쇄, 의식 변화 등의 증상이 나타날 수 있습니다. 알레르기 반응은 음식과 약물, 곤충 물림 등에 의해 나타날 수 있는데, 심각한 알레르기 반응을 보이는 사람이 곤충에 물린 경우에는 40~60% 정도로 재발된다고 합니다.

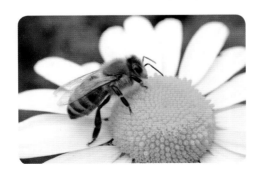

벌에 쏘인 경우

(1) 국소적으로 통증과 부종이 나타납니다.

(2) 이차적인 세균 감염이 발생할 수 있고, 부종이 5~10cm까지 커질 수 있습니다.

(3) 오심, 구토, 호흡곤란, 부종, 가려움 및 두드러기 등 과민성 알레르기 반응(아나필락시스)이 나타날 수 있습니다.

과민성 쇼크반응(아나필락시스)의 증상

(1) 전형적인 증상으로 가려움증과 피부 발진(45~55%), 두드러기(60~90%)가 시작됩니다.

(2) 인두, 후두 부종(50~60%), 저혈압(30~35%) 등이 발생합니다.

(3) 가슴통증, 복통, 구토, 설사 등이 나타납니다.

(4) 경련과 콧물, 부정맥, 호흡곤란과 현기증, 두통 등의 증상이 나타날 수 있습니다.

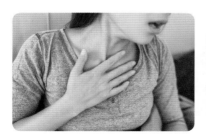 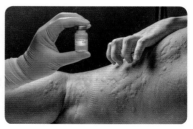

💡 응급처치 Point

① 벌에 쏘인 후 호흡곤란, 어지럼증, 의식저하, 피부 발진, 부종 등의 증상이 나타나는지 확인합니다.

② 119에 신고하여 상황을 설명하고 도움을 요청합니다.

③ 벌침이 피부에 남아 있는 게 눈으로 보인다면 신용카드 등으로 밀어 내어 제거 가능합니다.

④ 호흡곤란이 있으면 상체를 세우고 편안한 자세를 취합니다.

⑤ 병원으로 신속히 이송합니다. 구급대가 현장에 오거나 병원에 가서도 가장 중요한 처치는 기도확보와 에피네프린 등의 '약물 주사'입니다.

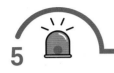

5

물에 빠졌을 때

✚ 수영하다가 물에 빠져서 의식이 없어요!

여름철만 되면 물놀이하다가 가족이 모두 빠져서 사고를 당하는 일이 발생하고는 합니다. 물에 빠져서 숨을 못 쉬어 발생하는 과정을 '익수(drowning)'라고 합니다. 익수 환자의 절반이 여름에 발생하고 그중 30% 가까운 연령대가 9세 이하 소아입니다. 물에 들어가기 전에는 반드시 준비운동을 하고 구명조끼를 입어야 합니다.

물에 빠졌을 때 몸의 변화

물에 빠지면 숨을 못 쉬어서 몸속의 산소가 많이 부족해집니다. 목에는 기도와 식도가 있는데 물이 폐로 들어오지 않도록 우리 몸은 최선을 다해 막으려고 노력합니다. 그렇지만 뇌는 산소 없이 짧은 시간밖에 견딜 수가 없어서 결국 뇌손상을 입게 되고, 심장도 멈추게 됩니다.

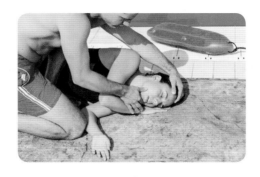

우리가 보통 심장이 멈춘 경우에는 인공호흡 없이 가슴압박만 하지만, 물에 빠진 경우는 초기에 인공호흡으로 환기시켜 주는 행동이 무척 중요합니다. 물이 기도로 넘어가 폐렴이 발생할 수도 있습니다. 만약, 입 안에 물이 너무 많으면 고개를 옆으로 돌려서 제거하고, 가능하다면 가슴압박과 인공호흡을 함께 하려는 노력이 필요합니다.

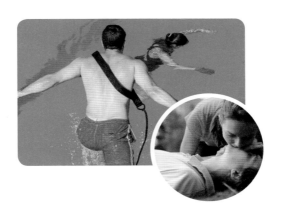

💡 응급처치 Point

① 구조자의 안전을 고려하며 환자를 물 밖으로 구조합니다.
② 구조된 환자에게 두 번의 구조호흡으로 인공호흡을 시행합니다. 만약 망설여진다면, 바로 가슴압박을 합니다. 다만, 익수나 질식에 의한 심정지에는 인공호흡을 시행해야 살릴 수 있는 확률이 높아집니다.
③ 의식과 호흡이 없으면 119에 신고하고, 즉각적으로 '가슴압박'을 진행합니다.
④ 자동심장충격기가 있다면 몸의 물기를 닦아낸 다음 '패드'를 부착해 줍니다.
⑤ 환자가 의식이 있고, 구토를 하려고 한다면 얼굴을 한쪽으로 돌립니다.
⑥ 이물질을 제거한다고 손가락을 입에 넣는 행위는 절대 하면 안 됩니다.
⑦ 차가운 물에 빠지면 '저체온증'이 생길 수 있으므로 담요나 마른 옷으로 따뜻하게 덮어 줍니다.
⑧ 구조된 뒤, 의식이 돌아오고 괜찮아 보이더라도 병원 진료를 통해 정상 여부를 확인해야 합니다.

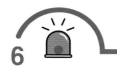

6 뱀에 물렸을 때

➕ 우리나라 뱀은 어떤 특징이 있을까요?

우리나라에는 약 열여섯 가지 종류의 뱀이 있으며 그중 독사는 약 25%입니다. 연간 192~600명 정도가 뱀에 물립니다. 우리나라에 가장 많은 독사는 '살모사'입니다. 독사는 머리가 삼각형으로 타원형의 동공을 갖고 있습니다. 독사는 이빨을 통해 물면서 독을 주입하는데, 갖고 있는 독의 절반 정도를 내보냅니다. 뱀의 독은 무려 100개 이상의 화학적 혼합물이라 복합적으로 작용을 합니다. 뱀 독의 단백질 성분들은 혈관벽의 내피세포에 수포를 만들며 혈장막을 파괴합니다.

뱀에 물렸을 때 주로 나타나는 증상

(1) 통증

(2) 구역질(토할 것 같은 느낌)

(3) 설사

(4) 쓰러짐(실신)

(5) 빠른 맥박

(6) 속이 울렁거림

(7) 차고 축축한 피부

(8) 손가락이나 발가락 부위 저린 감각

(9) 근육의 떨림

(10) 호흡곤란

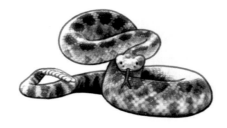

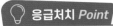

응급처치 *Point*

① 뱀으로부터 멀리 떨어져서 안전한 곳에 있어야 합니다.

② 독이 몸 전체에 빠르게 퍼지지 않도록 많이 움직이지 않습니다.

③ 되도록 빠르게 병원에 가서 진료를 받아야 합니다.

④ 병원에 가는 시간이 길수록 뱀에게 물린 부위를 심장보다 낮게 위치합니다.

⑤ 지혈대를 하거나 상처에 압박붕대를 하는 것은 추천하지 않습니다. 임파액의 흐름을
   막기 위한 목적이나, 증상을 오히려 악화시킬 수 있습니다.

⑥ 얼음에 대거나 냉찜질을 하는 것도 오히려 독에 손상받은 조직이 더 안 좋아질 수
   있습니다.

⑦ 날카로운 물체로 상처를 내는 것도 효과적이라는 증거가 없기에 추천하지 않습니다.

⑧ 물린 상처의 이빨 자국과 부종, 출혈, 물집이 생기는지 등을 관찰합니다.

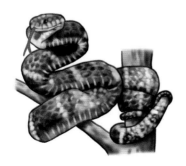

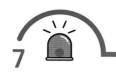

7 해양생물에 의해 다쳤을 때

➕ 바닷속 동물들에 의해 상처가 생겼어요!

육지보다 드넓은 바다에는 정말 다양한 생물이 살고 있습니다. 그중에는 사람을 공격할 수 있는 동물도 있습니다. 대표적으로 상어가 있습니다. 그 외 해파리, 가오리, 복어처럼 독을 갖고 있는 생물도 포함됩니다. 개인적으로, 어린시절 바닷가에서 놀다가 해파리에게 쏘여서 엄청 아팠던 기억이 있습니다. 검정색 독이 떨어지지 않아서 과일을 깎을 때 사용하는 과도로 손등의 피부 표면을 긁어 냈었는데 쏘였던 상처가 아직도 미세하게 남아 있습니다.

해양생물에게 물렸을 때 나타나는 특징

(1) 이빨에 물리거나 가시에 찔려서 감염될 수 있습니다.
(2) 해양 생물의 입이나 외피에는 세균들이 다양합니다.
(3) 찌르는 듯한 통증과 두드러기, 가려움증 등이 나타날 수 있습니다.
(4) 가오리는 꼬리에 독성을 갖고 있어, 가시로 독을 주입하며 강한 통증을 동반합니다.
(5) 독이 있는 생선 가시에 찔리면 즉각적으로 통증이 느껴지고 이는 점점 더 심해집니다.
(6) 독에 쏘였을 때 대부분 부종과 홍반이 나타나며 발한과 오심, 구토, 실신 등이 동반될 수 있습니다.
(7) 성게는 독은 갖고 있지 않으나 성게 가시는 피부를 검게 만들 수 있습니다.

⑻ 불가사리도 표면에 가시나 뾰족한 털을 가진 경우가 있는데 몇몇 종은 피부를 뚫고 독을 주입할 수 있기에 위험하며 극심한 통증이 1~2시간까지 지속될 수 있습니다.

⑼ 해파리는 그 종류에 따라 독의 양과 독성이 다양하며 강한 통증을 일으킵니다.

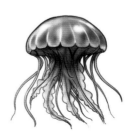

💡 **응급처치 *Point***

① 해양생물의 입이나 표면에 세균들이 많기 때문에 감염되지 않도록 상처 부위를 세척해야 합니다.

② 상처 부위는 홍반이 생기거나 검게 변할 수 있기에 따뜻한 물에 10~20분간 담급니다. 독의 단백질이 따뜻한 물에 의해 변성되어 통증이 줄어들 수 있습니다.

③ 독이 있는 생선에 쏘인 경우 통증이 심하며 4시간 넘게 지속될 수 있으므로 병원에 가야 합니다.

④ 해파리에 쏘여 촉수가 남아 있는 경우, 카드나 날카로운 물체로 제거해야 합니다.

⑤ 바닷물이나 생리식염수로 상처를 세척합니다. 생수나 민물로는 세척하지 않습니다. 산호나 해파리, 말미잘 등 자포가 있는 생물에 의해 상처가 생겼다면, 생수나 민물로 세척 시 자포를 자극할 수 있습니다.

⑥ 해삼을 직접 만지는 것은 경미한 접촉 피부염을 일으킬 수 있기에 주의합니다. 만진 뒤 눈을 비비지 않아야 합니다. 눈에 접촉될 경우 물이나 생리식염수로 씻어 냅니다.

⑦ 가시나 털이 박힌 경우 반드시 제거해야 합니다.

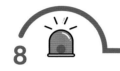

8

무언가를 잘못 먹거나 마셨을 때

➕ 농약이나 일산화탄소에 중독될 수 있어요!

응급실에 내원하는 중독환자의 경우는 곤충이나 뱀에 의한 독성 노출, 일산화탄소에 의한 질식, 복용 약물에 의한 중독, 농약을 잘못 마신 경우, 가스 중독된 경우 등이 있습니다. 그중에서 생명에 지장을 주는 가장 흔한 중독 사고는 '농약'과 '일산화탄소'에 관련된 것입니다. 시골에서 농약을 아무런 문구가 없는 병에 담아 놨다가 잘못 마신 경우, 추운 겨울 캠핑장에서 난로를 켜놓고 자다가 일산화탄소에 중독되는 경우 등이 해당됩니다. 이런 중독사고는 어떻게 대처해야 할까요?

농약을 잘못 먹은 경우

(1) 일부 제초제(예: 파라쿼트 성분 포함)는 소량으로도 치명적일 수 있으므로, 즉시 병원에 가야 합니다.

(2) 2시간 정도 지났을 때 가장 빠르게 흡수됩니다.

(3) 피부나 눈의 점막이 부식되고 기도의 내부가 손상될 수 있습니다.

(4) 기침과 호흡곤란, 가슴통증, 가래에 피가 섞여서 나오는 등의 증상이 나타날 수 있습니다.

일산화탄소(CO) 중독

C 눈에 보이지 않고, 냄새가 없어서 위험성에 대해 파악하기가 어렵습니다.

(2) 두통과 구토, 호흡곤란, 경련이나 가슴통증, 시력 감소 등의 증상이 나타날 수

있습니다.

(3) 심각할 경우에는 혼수상태를 나타날 수 있습니다.

(4) 산소가 있어도 몸은 일산화탄소와 200배 가까이 더 친하기에 매우 위험합니다.

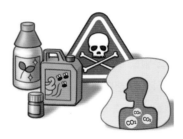

응급처치 *Point*

① 농약을 잘못 먹은 경우에는 정확한 이름과 성분명 확인을 위해 농약이 든 병을 병원에 가지고 가야 합니다.

② 옷에 독성물질이 오염되어 있다면 벗기고 많은 양의 물로 세척해야 위험을 줄일 수 있습니다. 단, 만질 때 내가 오염되지 않도록 주의해야 합니다.

③ 빠르게 119에 신고합니다. 일산화탄소 중독 시, 고압산소치료가 가능한 병원으로 가야 합니다.

④ 농약의 용도 표기 참고 사항은 살균제(분홍색), 살충제(녹색), 제초제(황색) 등이며, 만약 독성이 높다면 '적색'입니다.

⑤ 피부독성을 일으키는 물질이 포함되어 있을 수 있으므로 손으로 직접 만지지 않도록 주의해야 합니다.

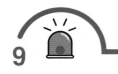

추운 곳에 오래 있었을 때

➕ 추운 날, 주의해야 할 '저체온증'과 '동상'

우리나라는 사계절이 뚜렷하다는 특징이 있습니다. 너무나 추운 겨울철 오랜 시간 밖에 있을 때 다양한 손상 위험에 노출됩니다. 만약 차가운 물에 빠진 경우, 공기보다 물의 전도성이 약 30배 정도 높기 때문에 열을 빠르게 빼앗길 수 있습니다. 체온이 36도 이하가 되면 몸이 떨리고, 맥박수는 빨라집니다. 34도 이하는 판단력이 떨어지고 말도 어눌해질 수 있으며, 호흡 수가 증가합니다. 만약 32도 미만으로 떨어지면 정신이 혼미해지고 심하면 몸에서 열을 생산하는 능력을 잃게 되는 위급한 상황이 됩니다. 따라서 몸을 따뜻하게 해 주는 것이 필수입니다.

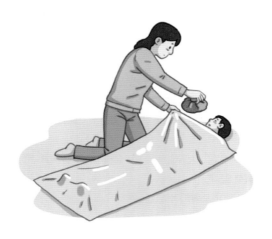

응급처치 *Point*

저체온증

① 의식이 없는 경우, 반응과 호흡이 없으면 '가슴압박'을 실시합니다.

② 의식 변화가 있고, 저체온증이 심한 경우에는 119에 연락하여 도움을 요청합니다.

③ 젖은 의복이나 신발은 제거하고 따뜻한 담요로 감싸 줍니다.

④ 바람을 피하고 따뜻한 실내로 옮겨 체온이 떨어지지 않게 해야 합니다.

⑤ 의식이 있을 경우에는 따뜻한 음료가 도움이 될 수 있습니다.

⑥ 중심체온이 올라갈 수 있는 조치를 취한 후 빠르게 병원진료를 볼 수 있게 합니다.

동상

① 따뜻한 물에 손상된 부위를 담습니다. 물의 온도가 40~42도 정도면 적당합니다.

② 출혈이 있는 물집은 제거하지 않습니다.

③ 젖은 의복이나 신발은 제거하고 따뜻한 담요로 감싸 줍니다.

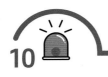

10

더운 곳에 오래 있었을 때

➕ 여름에 밖에 오래 있으면 위험해요!

더운 환경에서 장시간 머무르는 것은 체온 조절 능력에 부담을 주어 다양한 건강 문제를 초래할 수 있습니다. 이는 단순히 불쾌감을 넘어서 열사병, 열탈진, 탈수 등 생명을 위협할 수 있는 응급 상황으로 발전할 가능성이 있습니다. 특히 어린이, 노약자, 그리고 심혈관 질환자와 같은 고위험군은 더위에 더욱 취약하며, 무더운 날씨나 실내 환기가 잘 되지 않는 환경에서는 체온 관리와 수분 보충이 필수적입니다.

더운 곳에서 발생하는 증상은 단순한 어지럼증과 두통으로 시작하지만, 적절한 조치를 취하지 않을 경우 심각한 장기 손상이나 사망에 이를 수 있습니다. 따라서 더운 환경에서의 위험 신호를 인지하고, 초기 대처 방법과 예방 전략을 숙지하는 것이 중요합니다. 적절한 대처는 단순히 불편함을 줄이는 것뿐만 아니라 생명을 보호하는 데 필수적인 역할을 합니다.

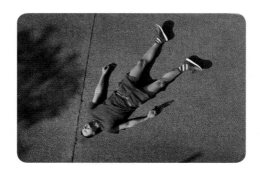

열에 의해 발생하는 질환의 종류와 특징

(1) 열사병(heat stroke)

열사병은 체온이 40도 이상 올라가며 신체의 열 조절 기능에 이상이 생겨서 생명을 위협할 수 있습니다. 즉각적인 냉각 처치가 필요한 열에 의한 손상 중 가장 위험한 경우에 해당합니다.

(2) 열피로(heat exhaustion)

고온 환경에서 수분 보충이 잘 안되어 장시간 땀이 흘러 전해질이 부족한 경우에 발생합니다. 어지럼증과 두통, 오심과 구토가 동반될 수 있습니다.

(3) 열실신(heat suncope)

말초 혈관확장과 혈류량 부족으로 일시적 의식 소실이 생기는 것입니다.

(4) 열경련(heat cramps)

격렬한 운동이나 작업으로 근육 부위에 경련과 통증이 발생하는 경우입니다.

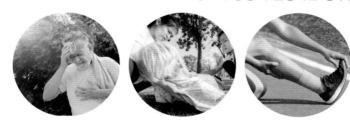

💡 **응급처치 Point**

① 더운 환경으로부터 벗어나 그늘로 이동합니다.
② 두꺼운 옷은 벗고 신체에 물을 적셔 주어 바람을 쐬도록 하면 열을 식혀 줄 수 있습니다.
③ 땀이 많이 나고 탈수가 심해 보이면 물이나 이온 음료를 줍니다.
④ 이온 음료가 없다면, 1L 정도의 물에 소금을 두 숟가락 정도 넣은 소금물로 대체할 수 있습니다.
⑤ 체온이 38~40도 이상 높으면 응급처치 후 빠르게 병원으로 이동하여 진료를 받아야 합니다.

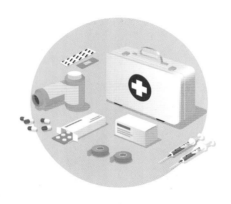

CHAPTER 06

알아 두면 좋은
응급처치 Tip

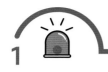

1

여행 갈 때 유용한 응급처치 키트 만들기

➕ 나만의 '여행용 구급 키트'를 만들어 보아요!

여행 중에는 낯선 환경과 새로운 음식을 접하면서 열이 나거나 설사를 하는 등 예상치 못한 건강 문제가 발생할 수 있습니다. 우리나라에서는 편의점에서도 일반의 약품을 쉽게 구할 수 있지만, 해외에서는 이러한 접근이 어려운 경우가 많습니다.

특히 처방약을 가져갈 경우, 의사의 서명이 포함된 진단서와 처방전을 함께 소지해야 하며, 필요 약물임을 증명할 수 있어야 합니다. 영어권 국가에서는 영문으로 된 처방전과 진단서가 도움이 될 수 있으므로, 출국 전 미리 준비하는 것이 좋습니다.

세계보건기구(WHO)에서 권장하는 여행 의료 키트 구성품
(1) 진통제
(2) 상처소독제
(3) 붕대
(4) 가위
(5) 체온계
(6) 멸균거즈
(7) 구강용 탈수방지 소금
(8) 진통성 안약
(9) 비말 소염제
(10) 살충제

'나만의 구급키트 만들기' 추천 물품

(1) 체온계
아이가 있는 경우에는 필수로 지니고 있어야 합니다.

(2) 상처에 바를 수 있는 연고 1개

(3) 상처소독용 포비돈 스틱스왑
면봉처럼 생겼고, 낱개로 포장되어 있습니다.

(4) 멸균된 거즈 3~5장

(5) 붕대 1~2개
이왕이면 '자가점착식 붕대'가 좋습니다.

(6) 방수용 상처밴드
상처가 났는데 물놀이를 할 경우 유용합니다.

(7) 진통해열제
타이레놀, 아세트아미노펜 등이 해당됩니다. 보관은 알약 통에 담으면 편합니다.
어린아이의 경우는 패치로 챙기는 게 좋습니다.

(8) 지사제
설사할 일이 흔하게 생길 수 있어서 필요합니다.

(9) 소화제
여행 중 과식하게 되는 경우가 많아 필요합니다.

(10) 포도당 캔디
95~99% 포도당으로 탈진, 저혈당 등에 요긴하게 쓰입니다.

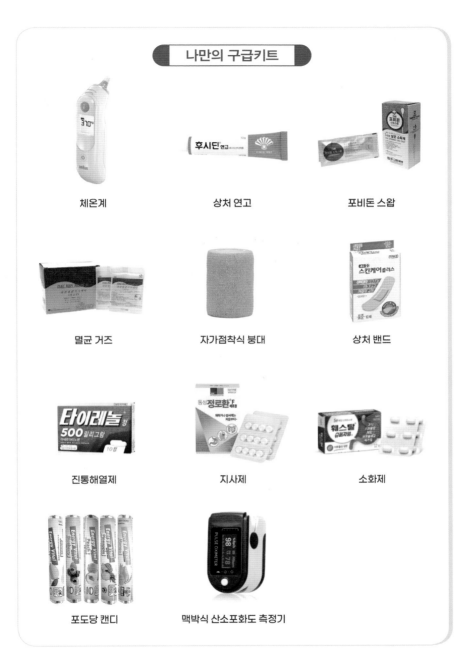

나만의 구급키트

체온계

상처 연고

포비돈 스왑

멸균 거즈

자가점착식 붕대

상처 밴드

진통해열제

지사제

소화제

포도당 캔디

맥박식 산소포화도 측정기

* 가위나 뾰족한 물건은 보안검색 대상이 될 수 있으므로 가급적 소지하지 않는 것이 좋습니다.

(11) 맥박식 산소포화도 측정기

나와 가족의 몸상태, 혹은 아픈 사람을 발견했을 때 체크하기 위해 손가락에만 꼽으면 되고, 맥박이 빠른지 느린지, 숨은 잘 쉬고 있는지 등을 알 수 있습니다. 몸속에 산소포화도는 정상수치 95% 이상이 되어야 합니다. 휴대하기 편하고 객관적 수치를 볼 수 있습니다.

➕ '맥박식 산소포화도 측정기'란?

혈액 속에 산소가 정상적으로 있는지 백분율(%)로 나타내는 장치입니다. 보통 산소포화도의 수치는 95% 이상을 정상범위로 볼 수 있습니다.

맥박식 산소포화도 측정기 사용 방법

(1) 장치의 전원을 켭니다.
(2) 빨간 빛이 깜빡이는 쪽으로 검지손가락 끝에 낍니다.
(3) 산소포화도가 95%가 넘으면 정상으로 봅니다.
(4) 맥박의 정상수치는 1분에 60~100회입니다.

맥박식 산소포화도 측정기의 장점과 활용법

(1) 동맥을 집지 않고서도 장치의 화면을 보고 맥박 수치를 확인할 수 있습니다.
(2) 맥박이 빠른 상태인지, 느린 상태인지 수치를 보고 스스로 정상 상태 여부를 확인할 수 있습니다.
(3) 산소포화도 수치를 보고 숨을 제대로 쉬고 있는지, 산소가 혹시 부족하지 않은지 알 수 있습니다.
(4) 과거에 비해 비용이 많이 저렴해졌습니다. 보통 1만 원대에 구입할 수 있습니다.
(5) 작고 가볍기 때문에 휴대하기가 편해서 여행이나 레저용으로 갖고 다닐 수 있습니다.
(6) 산소포화도가 나쁨으로 나온다는 것은 '저산소증'을 의미합니다.

(7) 주의 사항은 일산화탄소 중독 시에는 정상수치처럼 나올 수 있으므로 전적으로 신뢰할 수 없습니다. 주변의 상황과 여러 현장의 징후를 보고 판단해야 합니다.

구분	남성			여성		
연령	좋음	평균	나쁨	좋음	평균	나쁨
18-25	62-65	70-73	82〉	66-69	74-78	85〉
26-35	62-65	71-74	82〉	65-68	73-76	83〉
36-45	63-66	71-75	83〉	65-69	74-78	85〉
46-55	64-67	72-76	84〉	66-69	74-77	84〉
56-65	62-67	72-75	82〉	65-68	74-77	84〉

맥박 수치 기준표

구분	산소포화도
정상	95-100%
호흡부전	90-94%
나쁨	〈90%

산소포화도 수치 기준표

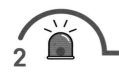

2

집에 두면 든든한 구급상자 만들기

➕ 집에 두면 든든한 '나만의 구급함'을 만들어 보아요!

일상 속에서 예상치 못한 사고나 갑작스러운 몸의 이상은 누구에게나 발생할 수 있습니다. 손을 베거나 넘어지는 작은 사고부터 갑작스러운 두통, 복통, 알레르기 반응 등 가벼운 질병까지, 빠르고 적절한 대처는 피해를 최소화하고 회복 시간을 단축하는 데 중요한 역할을 합니다. 이때 가장 먼저 도움을 줄 수 있는 것은 집에 비치된 구급상자이며, 정기적으로 구성품을 점검하고 보충하는 것이 중요합니다.

구급상자는 단순한 의약품 보관함 이상의 의미를 가지며, 가족 구성원의 건강과 안전을 지키는 데 필수적인 도구입니다. 특히 다양한 상황에 대비할 수 있도록 구성된 구급상자는 긴급 상황에서 적절한 조치를 취할 수 있는 든든한 지원군이 됩니다. 잘 준비된 구급상자는 병원 방문 전에 기본적인 처치를 가능하게 하며, 응급상황에서도 신속하고 효과적인 대응을 돕습니다. 구급상자는 단순히 사고에 대처하는 것뿐 아니라, 가족의 건강을 지키는 첫걸음이 될 것입니다.

집에 하나쯤 꼭 있어야 하는 필수품

(1) 소독 연고 ★★★★★ ····☆· 중요도

대표적으로 '후시딘'이 있습니다. 일상생활 중 다치는 경우 주로 수돗물로 세척하기 때문에 생리식염수와 과산화수소를 쓸 일은 많지 않습니다. 유통기한도 있어서 구매해 놓고 결국 한 번도 쓰지 않고 버리는 경우도 많

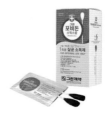

습니다. 과산화수소는 옷에 피가 묻었을 때 사용하면 핏자국을 지우는 데 도움이 됩니다. 생리식염수는 용량이 큰 것보다 낱개로 뜯어서 쓰는 20ml 용량의 팩타입이 쓰기에 더 편합니다.

(2) 의료용 상처 봉합 테이프 ★★★☆☆

가격은 다소 비싼 편이지만 하나쯤 가지고 있으면 상처 부위가 벌어지지 않도록 잡아 주기에 좋습니다. 찢어진 상처를 지혈한 후 병원에 가서 봉합하기 전 단계에 붙이면 외상을 줄여 줍니다. 피부가 민감하더라도 사용할 수 있습니다. 필요한 만큼 가위로 자른 후 떼어서 붙이면 됩니다.

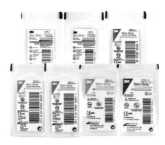

3M 스테리스트립

(3) 체온계, 해열제 ★★★★★

아이가 있다면 체온계와 해열제는 필수로 지니고 있어야 합니다. 체온계는 고막체온계, 적외선체온계 중 하나만 있으면 됩니다. 체온을 쟀을 때 38도 이상이면 고열입니다. 아이들은 열이 나서 아픈 경우가 많기 때문에 해열제는 두 가지로 구비해 두는 게 좋습니다. 아세트 아미노펜(예: 챔프시럽)을 먹고 열이 내리지 않으면, 이부프로펜(예: 부루펜) 또는 덱시부프로펜(예: 맥시부펜 시럽) 등 다른 계열의 해열제를 먹입니다. 열이 1도 정도 떨어진다면 약효가 있다고 할 수 있습니다. 단, 이부프로펜(예: 부루펜)은 진통, 해열, 소염제가 있는데 덱시부로펜과 교차로 먹이면 안 됩니다. 해열제를 너무 자주 먹이면 신장 독성과 저체온증을 유발할 수 있으니 2시간 이상 간격을 두어야 합니다.

(4) 멸균 거즈 ★★★★☆

거즈는 상처 크기에 맞는 4.5x4.5cm 또는 5x5cm 크기의 제품을 사용합니다. 일반적으로 모든 상처에 쓸 수 있는 거즈는 10x10cm 크기이며, 이것을 사서 원하는 크기에 맞게 잘라서 쓰는 것도 좋습니다.

(5) 상처 밴드 ★★★★★

상처가 났을 때도 일이나 일상생활을 해야 하기에 꼭 필요합니다. 손을 씻거나 물놀이를 하는 등 물에 닿을 때에도 사용할 수 있는 방수 밴드가 활용도가 더욱 높습니다.

(6) 압박붕대 ★★★☆☆

주로 야외 활동 시에 필요하며, 집 안에서는 쓸 일이 거의 없습니다. 자가점착식 붕대가 압박이 잘되고, 고정할 때도 바로 붙일 수 있어 편합니다. 보통 2인치부터 6인치까지 크기가 다양하지만, 일상생활에서는 4인치 정도의 크기로 한 개쯤 가지고 있으면 충분합니다.

(7) 소화제 ★★★★☆

훼스탈, 베아제, 오타이산(일본) 등이 있으며, 과식을 했거나 소화불량 증상이 있을 때 복용합니다.

(8) 지사제 ★★★★☆

정로환, 스타빅 등이 있으며, 장이 약해서 설사가 잦은 경우 큰 도움이 됩니다.

(9) 소독약 ★★★☆☆

일회용 포비돈스틱스왑이 집에서나 야외에서나 쓰기 간편합니다.

(10) 기타 연고 ★★★☆☆

구내염이 생겼거나 혓바늘이 났을 때 입안에 바를 수 있는 연고(예: 오라메디)도 지니고 있으면 급할 때 사용할 수 있습니다.

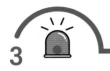

3
안전하게 상처 소독하기

➕ 병원에 가지 않고 직접 할 수 있는 상처 소독!

상처는 크고 작음을 막론하고 세균과 오염물질이 침입할 수 있는 통로가 되며, 제대로 소독하지 않을 경우 감염, 염증, 심지어는 전신적인 문제로 이어질 수 있습니다. 특히 일상에서 흔히 발생하는 작은 상처라도 초기 소독을 올바르게 하지 않으면 회복이 지연되고 합병증이 생길 위험이 있습니다.

상처 소독은 간단한 과정처럼 보이지만, 어떤 소독제를 사용할지, 상처를 어떻게 다뤄야 하는지에 따라 그 효과가 달라질 수 있습니다. 올바른 소독 방법은 감염을 예방하고 상처 치유를 촉진하며, 추가적인 문제를 방지하는 데 핵심적인 역할을 합니다. 안전하고 효과적인 상처 관리 방법을 익히는 것은 건강을 지키기 위한 기본적인 단계입니다.

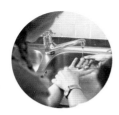 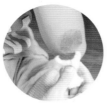 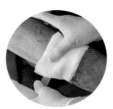 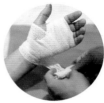

상처 세척하기

(1) 세균으로부터 감염을 막고 파편과 이물 등을 제거하여 상처 부위를 세척합니다.

(2) 세척할 때에는 수돗물이나 생리식염수로 합니다.

(3) 넘어져서 까진 상처는 흙이나 모래, 먼지 등이 붙어 있을 수 있습니다. 주사기로 실린저에 담아서 세척 압력을 늘릴 수 있습니다. 또는 손으로 부드럽게 세척합니다.

(4) 오염된 상처를 세척할 때 상처를 물에 담그는 것은 도움이 되지 않습니다.

(5) 세척을 많이 할수록 상처는 깨끗해지고 감염될 가능성이 낮아집니다.

피부 소독하기

(1) 생리식염수나 포비돈, 과산화수소 등으로 소독을 할 수 있습니다.

(2) 포비돈 요오드 용액을 솜뭉치나 면봉에 묻힙니다.

(3) 면봉에 포비돈이 묻어 있는 스틱 스왑 제품도 있습니다.

(4) 일회용 드레싱 세트가 있으면 그 안에 멸균 거즈와 솜뭉치, 핀셋 등이 들어 있어서 편리합니다.

(5) 소독할 때에는 상처부터 바깥쪽으로 문지르되 다시 상처 부위로 돌아오지 않도록 합니다.

(6) 상처 부위와 크기에 따라 밴드나 멸균 거즈를 댈 수 있습니다.

(7) 너무 깊은 상처는 봉합 및 항생제 치료가 필요할 수 있으므로 병원에 갑니다.

(8) 얼굴 부위가 다친 경우엔 되도록이면 흉터가 남지 않도록 성형외과 진료를 추천합니다.

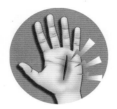 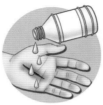 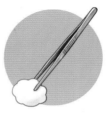 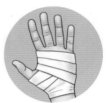

상처 소독 시 주의 사항

(1) 알코올은 상처 부위에 자극을 줄 수 있으므로, 열린 상처에는 사용을 피합니다.

(2) 소독제를 과도하게 사용하면 피부 자극이나 조직 손상을 유발할 수 있습니다.

(3) 핀셋, 가위 등을 사용할 경우 반드시 소독된 것을 사용해야 합니다.

(4) 치유 중인 상처를 만지거나 긁으면 감염 가능성이 높아집니다.

소독제의 종류 및 사용 방법

(1) 생리식염수

상처 세척과 이물질 제거에 사용합니다. 자극이 없고 안전합니다.

(2) 포비돈 요오드

광범위한 소독 효과가 있습니다. 사용 후에는 생리식염수로 닦아내는 것이 좋습니다.

(3) 클로르헥시딘

피부에 부드럽고 세균 제거에 효과적입니다.

(4) 알코올

피부 소독에 적합하지만, 열린 상처에는 사용을 피해야 합니다.

상처 관리와 치유 촉진을 위한 팁

(1) 상처를 건조하게 두기보다, 습윤 드레싱을 사용해 치유를 촉진합니다.

(2) 단백질, 비타민 C, 아연이 풍부한 음식을 섭취하여 상처 회복을 돕습니다.

(3) 상처에 먼지, 물, 세균이 닿지 않도록 주의하고, 청결을 유지합니다.

병원에 가야 하는 경우

(1) 상처가 깊거나, 크기가 큰 경우

(2) 이물질이 깊게 박혀 있거나 제거되지 않는 경우

(3) 동물에게 물린 상처나 녹슨 물체에 찔려 상처가 난 경우

(4) 파상풍 예방접종을 받지 않은 경우

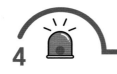

4

한번 배우면 평생 쓰는 붕대 처치 방법

✚ 붕대는 아는데 사용해 보진 않았어요!

응급 상황에서 붕대 처치 기술은 생명을 구하거나 상처의 악화를 방지하는 중요한 역할을 합니다. 출혈이 있는 상처를 지혈하거나, 염좌나 골절 부위를 고정하고 보호하기 위해 붕대를 적절히 사용하는 것은 응급처치의 기본 중 하나입니다. 단순한 방법처럼 보이지만, 상황과 부위에 맞는 올바른 붕대 감기 기술은 더 빠른 회복과 2차적인 문제 예방에 핵심적인 영향을 미칩니다.

붕대 처치는 단순히 상처를 덮을 뿐만 아니라, 신체 부위를 지지하고 안정시키며, 감염이나 부상을 더 악화시키는 것을 막아 줍니다. 특히 가정, 직장, 야외활동 등 다양한 환경에서 발생할 수 있는 사고에 대비해 붕대 사용법을 익혀 두는 것은 응급 상황에서 자신감 있는 대처로 이어질 수 있습니다. 붕대 처치는 단순히 응급 상황을 넘어서, 안전과 건강을 지키는 평생의 기술이 될 것입니다.

신체 부위별 적합한 붕대의 크기

(1) 2인치: 손가락

(2) 3인치: 손목, 손, 발

(3) 4인치: 팔, 팔꿈치, 발목

(4) 6인치: 팔, 무릎, 다리

기능에 따른 붕대의 종류

(1) 탄력 붕대

면과 고무의 합성재질로, 면 붕대보다 신축성이 뛰어납니다. 탄력과 통풍에 좋고, 착용감도 편합니다.

(2) 자가점착식 붕대

천연 고무 라텍스로 만들어졌으며, 탄력이 좋고 물에 젖지 않습니다. 반창고로 붙이지 않아도 스스로 붙어서 깔끔하고 편합니다.

(3) 거즈 붕대

거즈처럼 생겨서 다친 부위에 겹쳐서 사용할 수 있는 붕대입니다.

(4) 솜 붕대

병원에서 깁스를 하기 전에 미리 감는 용도로 쓸 수 있는 붕대입니다.

(5) 아이싱 압박 붕대

근육 진정을 위해 냉찜질을 할 수 있도록 개발된 제품으로 냉동이나 물에 담그지 않아도 포장을 벗기고 착용하면 10~15분 후 냉찜질이 가능합니다.

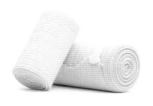
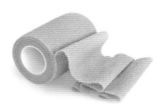
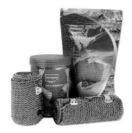

| 탄력 붕대 | 자가점착식 붕대 | 아이싱 압박 붕대 |

+ 신체 부위별 압박 붕대 감는 방법

손에 붕대 감기

(1) 엄지손가락 아래 손목을 두 번 감습니다.

(2) 손가락을 모으고 손등을 대각선으로 지나가게 감습니다.

(3) 붕대를 손가락 부위에 가로로 감아 줍니다.

(4) 대각선으로 피부가 안 보이도록 감아 줍니다.

(5) 붕대 끝을 고정합니다. 클립을 사용하거나 남은 부분을 여유 공간에 집어 넣어
   도 됩니다.

(6) 혈액순환이 되지 않을 만큼 압박이 지나치게 세지는 않게 합니다.

팔꿈치에 붕대 감기

(1) 다친 쪽 팔의 관절을 약간 구부려 손으로 받치고 지지합니다.

(2) 붕대를 팔꿈치 안쪽에 대고 관절 부위를 한 번 감아 줍니다.

(3) 팔꿈치에서 먼저 위쪽 대각선 방향으로 감습니다.

(4) 다시 아래 쪽으로 감고 돌아가며 위아래로 감습니다.

(5) 붕대를 다 감으면 고정합니다.

(6) 너무 조이지 않았는지 체크합니다.

다리에 붕대 감기

(1) 다리가 변형되거나 붓고, 통증이 심해 움직이기 힘들다면 붕대를 감아야 합니다.

(2) 아픈 부위부터 붕대를 감아서 위로 감아 줍니다.

(3) 두 번째 감을 때는 감았던 부위를 원래 크기의 절반씩 나선형으로 감거나 원래
   와 같은 크기로 다시 한번 단단히 감습니다.

(4) 붕대를 한 번 감고 아이스팩을 댄 다음 다시 감아서 고정할 수도 있습니다.

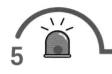

5
교통사고를 목격했을 때 행동 가이드

✚ 우리나라는 교통사고 1위 국가입니다!

교통사고를 직접 당했거나 목격했을 경우, 누구나 당황할 수 있습니다. 침착하게 대응하는 것이 중요하지만, 실제 상황에서는 쉽지 않은 일입니다.

만약 내가 사고를 당했다면, 특히 부상이 심한 경우 불필요한 움직임을 최소화하는 것이 중요합니다. 차량 충돌로 인해 목이 젖혀지면서 통증이 발생할 수 있으므로, 목과 척추의 손상을 방지하기 위해 조심해야 합니다. 이제 사고를 직접 당했을 때와 목격했을 때, 각각 어떻게 행동해야 하는지 알아보겠습니다.

내가 교통사고를 당한 경우

(1) 내가 타는 차가 다른 차와 부딪혔는데, 걸을 수 있을 정도로 큰 부상이 없다면 사고 당시 상황을 사진이나 영상으로 기록해 두어야 합니다.
(2) 보험사에 연락해서 사고가 난 장소와 어떤 상황인지를 알리고, 필요할 경우에는 견인을 요청합니다.
(3) 블랙박스를 확보합니다. 목격자가 있을 경우, 도움이 될 수 있습니다.
(4) 사고가 발생한 당시에는 몸이 괜찮을 수 있으나, 다음 날이 되면 못 일어날 정도로 뻐근할 수 있습니다. 병원에 가서 이상이 없는지 꼭 검사를 받아 보는 것을 추천합니다.
(5) 사고 과실 비율을 상황별로 알아볼 수 있는 앱(app)이 있으니 참고해도 좋습니다.

교통사고를 목격한 경우

(1) 누군가 상해를 입었다면 119에 신고합니다. 법적 의무 사항이 아닌, 도움을 주기 위한 행동이므로 안전이 위협되지 않도록 무리하지 않아야 합니다.

(2) 본인의 안전 확보가 우선임을 기억합니다. 그 후 피해자가 위급한 순간에 도움을 줄 수 있습니다.

(3) 사고 현장이 기록된 블랙박스 영상 자료가 있다면 지원해 줄 수 있습니다.

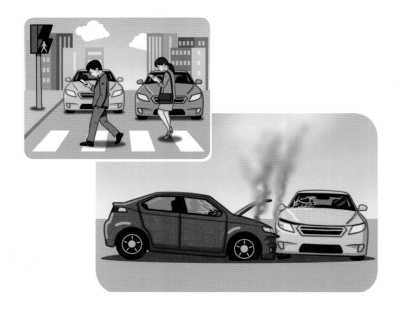

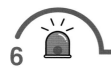

6

화재현장 행동 가이드

✚ 당황스럽고 두려운 화재현장, 행동 지침 미리 알아 두어요!

화재는 발생 즉시 신속한 대처가 필요한 재난 상황입니다. 불이 확산되기 전에 적절하게 대응하지 않으면, 순간적인 큰 피해로 이어질 수 있습니다. 불행히도 많은 사람들이 화재현장에서의 올바른 행동 방법을 모르고 당황하거나, 잘못된 대처로 더 큰 위험에 처하게 됩니다. 따라서 화재 발생 시의 행동 가이드를 숙지하고, 그에 맞는 신속한 대처가 무엇보다 중요합니다.

화재현장에서 가장 중요한 것은 침착함과 신속함입니다. 긴급 상황에서 빠르게 대처할 수 있도록 행동 매뉴얼을 미리 익혀 두는 것은 매우 중요합니다. 또한, 화재에 대한 기본적인 지식(연기와 열의 확산, 대피 경로 파악 등)을 가지고 있다면, 불길을 피하는 것 외에도 자신뿐만 아니라 다른 사람의 생명도 보호할 수 있습니다. 화재 상황에서 행동할 때 올바른 배경 지식을 알고 있으면, 위기 상황을 슬기롭게 이겨낼 수 있습니다.

화재 알람이 울린 경우

(1) 주변 사람에게 알리고, 대피 방법을 결정합니다.

(2) 불과 연기를 목격하면, 발신기를 눌러야 합니다. 건물 내 소화전이나 단독발신기를 찾으면 됩니다.

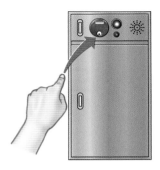

(3) 대피하면서 119에 신고합니다.

(4) 신속히 밖으로 대피해야 하기에, 엘리베이터가 아닌 계단을 통해서 나갑니다. 연기가 나면 숨 쉬기 힘들기에 손수건이나 수건에 물을 적셔서 입에 대고 신속히 이동합니다.

(5) 불이 날 경우, 차단기가 내려지면서 전기가 안 들어와서 주변이 어두울 수 있습니다. 출입구나 비상대피로 쪽에는 유도등이 복도와 문 위에 달려있고, 전기가 차단되어도 예비전원이 들어오기 때문에 불빛을 따라가되 출입문 손잡이를 잡을 때 뜨거우면 열지 않고 반대로 갑니다.

(6) 엘리베이터는 타지 말고 비상계단을 통해 아래층으로 대피합니다. 만약 아래층으로 가기 어려운 경우, 옥상으로 대피합니다.

불이 나는 것을 발견한 경우

(1) 불이 나거나 연기가 난 것을 보았을 때 주변에 소화기가 있다면 바로 들고 와서 안전핀을 뽑고 불이 나는 곳으로 노즐을 대고 손잡이를 움켜쥔 후 지체 없이 발사합니다.

(2) 119에 신고하여 화재가 난 사실을 알립니다.

(3) 불의 크기가 커서 소화기로 진화에 실패했는데 인원이 두 명이라면, 주변의 소화전을 이용해서 끌 수도 있습니다. 한 명은 호스를 잡고 노즐 끝을 불이 나는 곳을 향하게 하고, 다른 한 명은 밸브를 돌려 물을 켭니다.

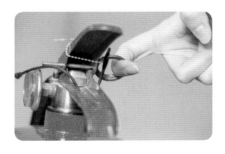

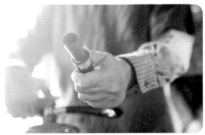

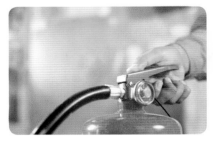

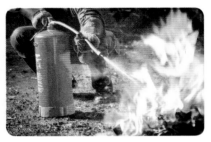

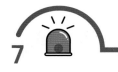

7

쓰러진 사람을 목격했을 때 행동 가이드

➕ 쓰러졌다가 다시 깨어났을 때, 병원에 가야 하나요?

우리 몸 전체 에너지의 약 20%를 사용하는 뇌는 산소와 포도당만을 에너지원으로 소비합니다. 뇌에는 정상적으로 약 10mmHg의 압력이 존재하는데, 산소가 부족해지면 이 압력이 15mmHg 정도로 상승하게 됩니다.

뇌로 가는 혈액이 부족해지면 산소 공급도 줄어들며, 이로 인해 대표적인 증상인 통증이 나타날 수 있습니다. 만약 산소 공급이 4분 이상 중단되면, 뇌세포가 손상되기 시작하여 기능을 잃을 위험이 커집니다. 심한 경우 의식을 잃고 기절할 수도 있으며, 심정지로 이어질 가능성도 있습니다. 단, 외상이 없는 상태에서 갑자기 쓰러졌다면, 뇌로 가는 혈류가 일시적으로 감소하여 순간적인 실신이 발생하는 경우가 많습니다.

쓰러짐(실신)이 생기는 원인

(1) 뇌졸중

뇌에 혈액 공급이 제대로 되지 않아 마비나 언어 장애, 호흡곤란 등의 증상이 나타납니다.

(2) 기립성 저혈압

갑자기 일어날 때 순간적으로 눈 앞이 핑 돌면서 어지러움을 느낍니다.

(3) 저혈당

혈당이 부족한 상태로, 정상 혈당수치는 70~110mg/dL인 데 반해 50mg/dL 이하인 경우를 지칭합니다.

(4) 미주신경성 실신

혈관 확장과 느린 맥박으로 저혈압과 뇌로 가는 혈류가 감소되어 나타나는 실신입니다.

(5) 빈혈

혈액이 몸에 필요한 산소를 충분히 공급하지 못해서 저산소증이 생기는 것을 말합니다. 헤모글로빈*이 부족하여 일어납니다.

쓰러짐(실신)의 증상

(1) 일시적으로 쓰러졌다가 자연적으로 회복되는 경우가 많습니다.
(2) 기운이 없게 느껴지거나 머리가 핑 도는 느낌이 들 수도 있습니다.
(3) 어지럽고 두통 증상이 있으며, 쓰러질 때 당시의 기억이 나지 않을 수도 있습니다.
(4) 얼굴과 몸에 식은 땀을 많이 흘리고 일부에선 구역질이나 구토를 하는 경우도 있습니다.
(5) 혈압이 낮고 얼굴이 하얗게 질리며, 녹초가 된 듯한 느낌이 듭니다.

---

* 적혈구 안에서 산소를 운반하는 역할을 하는 붉은색의 단백질

응급처치 *Point*

① 뇌로 가는 피가 부족해서 나타난 증상이 많으므로 편안하게 누워서 다리를 올리고 휴식을 취합니다.

② 몸에 조이는 옷이나 벨트는 느슨하게 풀어 줍니다.

③ 남성보다는 여성에게서 많이 나타나며, 노인의 경우(65세 이상) 심장 문제일 수 있으니 병원에 갑니다.

④ 너무 심한 스트레스를 받거나 피를 본 상황에서 쓰러지는 경우도 있으니 주변 상황을 둘러봅니다.

⑤ 의식을 잃고 쓰러지면서 머리를 부딪히거나 팔이나 몸이 다칠 수 있으므로 아픈 곳이 있는지 물어봅니다. 찢어진 상처가 있거나 다른 통증을 호소하면 병원 진료가 필요할 수 있습니다.

⑥ 의식을 잃고 쓰러졌는데 일어나지 않고 반응이 없으면 119에 신고하고 심폐소생술을 시행해야 합니다.

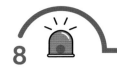

8

출산을 앞둔 임산부에게 필요한 정보

➕ 임신 후기에는 떨어지는 낙엽도 조심하세요!

임신 기간에는 호흡 횟수가 약 40% 증가하고, 혈액량도 45% 늘어납니다. 출산이 가까워질수록 배가 더욱 커지고 무거워져 걷는 것도 점점 불편해집니다. 또한, 임신 중에는 건강 관리에 대한 걱정이 많아집니다. 아프거나 다쳤을 때 태아에게 미칠 영향을 우려해 약을 쉽게 복용하지 못하고, 치료를 받는 것도 조심스러워집니다.

따라서 되도록 건강을 유지하며 몸을 잘 관리하는 것이 중요합니다. 태아는 엄마 배 속에서 양수라는 보호막 속에서 자라며, 양수 덕분에 자유롭게 움직이고 외부 충격으로부터 보호받습니다. 또한, 출산 시에는 아기가 보다 쉽게 나올 수 있도록 돕는 역할도 합니다.

위급 상황으로 이어질 수 있는 임신합병증

만약 임신 초기에 질출혈이 있다면 유산이나 자궁외임신 등이 의심되는 좋지 않은 징조입니다. 질출혈은 임신 후기에도 마찬가지로 위험한 징후입니다. 태반은 엄마 배 속 태아에게 영양분을 공급하고, 산소와 이산화탄소를 교환하는 폐의 역할도 하며, 노폐물을 걸러주고 제거하는 신장의 역할도 합니다. 또한 호르몬 분비 등 아기가 배 속에서 살아가는 데 없어서는 안 되는 필수적인 일들도 담당합니다. 그런데 태반이 먼저 떨어지는 경우가 있습니다.

아이를 여러 번 낳은 경우, 나이가 많은 산모, 예전에 유산 경험이 있었던 경우, 복부에 외상을 입은 경우 등 여러 가지 원인이 있으며, 매우 아픈 경우도 있고, 통증 없이 출혈만 있는 경우도 있습니다. 찢어지듯 아프면서 출혈이 있는 경우(태반조기박리)와 통증은 없고 선홍색의 출혈만 있는 경우(전치태반), 모두 출산을 하기 전에 태반이 먼저 자궁벽에 떨어지거나(태반조기박리) 비정상적으로 자궁 입구를 막는 경우(전치태반)입니다.

분만의 단계

(1) 제1기: 분만통이 시작되고 자궁경부가 약 10cm까지 열리는 시기로, 병원 이송이 가능합니다.

(2) 제2기: 자궁경부가 완전히 열리고 태아가 나올 때까지의 시기로, 자궁경부에 아기 머리가 보입니다.

(3) 제3기: 태아가 나오고, 태반도 밖으로 나올 때까지의 시기로, 출산이 완료된 시기입니다.

💡 응급처치 Point

① 출산예정일이 다가오고 산통이 시작되면 지체 없이 병원에 갑니다.
② 질출혈을 보이는 경우에도 병원에 가서 꼭 진료를 받아야 합니다.
③ 모르는 사람이 산통을 겪는 것을 목격했을 때는 119에 신고합니다.
④ 119 신고 없이 급히 병원을 가야 할 경우, 다니던 산부인과로 빠르게 옮깁니다.
⑤ 조산의 가능성이 있는 경우, 가능한 한 인큐베이터가 있는 병원으로 가야 합니다.

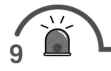

9

연령대별 소생술

응급 상황에서의 대처 방법은 연령에 따라 크게 달라질 수 있습니다. 어른과 소아, 아기는 신체의 구조와 기능, 그리고 면역 체계가 다르기 때문에 응급처치의 접근 방식이 매우 중요합니다. 특히 어린 아이들과 아기의 경우, 그들의 신체는 여전히 발달 중에 있어 외부 자극에 대한 반응이 성인과 다르며, 약간의 차이로도 큰 영향을 미칠 수 있습니다.

어른은 강한 체력과 면역력을 가지고 있지만, 소아와 아기는 신체적·생리적으로 예민하고 빠르게 변화하는 특성을 지닙니다. 이 때문에 응급처치 시에 소아와 아기의 특성을 고려하지 않으면 심각한 결과를 초래할 수 있습니다. 예를 들어, 심폐소생술 (CPR)이나 약물 투여, 체온 관리 등에서 어린이와 성인의 방법이 다르며, 이를 잘 이해하고 적용하는 것이 매우 중요합니다.

소생술에서 나이의 기준

(1) 신생아: 출산된 때로부터 4주까지

(2) 영아: 만 1세 미만의 아기

(3) 소아: 만 1세부터 만 8세 미만까지

(4) 성인: 만 8세부터

➕ 소아의 소생술!

소아에서의 생존사슬(Chain of survival)

빠르게 심정지를 발견하고, 신고한 뒤 심폐소생술을 시행합니다. 자동심장충격기로 제세동을 하고 전문적인 처치를 받으면 생명을 살릴 수 있는 확률을 높일 수 있습니다.

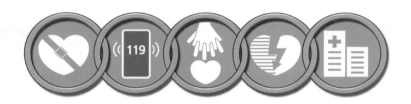

💡 응급처치 Point

소아 심폐소생술

① 무호흡, 비정상호흡 등의 증상을 보이거나 반응이 없는 소아를 발견하면, 119 신고 후 심폐소생술을 시작합니다.

② 한 손으로 가슴 뼈 절반의 아랫부분을 누릅니다. 구조자가 혼자일 때는 가슴압박 30번, 인공호흡 2번, 즉 30:2의 비율로 시행합니다. 구조자가 두 명일 때는 가슴압박 15회, 인공호흡 2회로 15:2의 비율을 맞춥니다. 호흡문제로 심정지가 된 상황이 많기 때문에 인공호흡을 하는 것을 추천합니다. 가슴압박을 할 때는 소아 약 4~5cm, 영아 약 4cm 깊이와 100~120회/분 속도로 누릅니다.

③ 가슴압박을 지속하고 인공호흡을 할 때는 입술을 덮고, 공기를 너무 많이 불어 넣지 않아야 합니다. 대략 1초 정도만 불어 넣으면 충분합니다.

✚ 영아의 소생술!

영아(infant)는 만 1세 미만의 아기를 뜻합니다. 영아가 숨을 쉬지 않고, 움직임과 반응 자체가 없을 경우에는 가슴압박을 시행해야 합니다. 압박 위치는 양쪽 젖꼭지 사이 연결되는 지점 바로 아래인 가슴 뼈입니다. 아기의 몸은 작기 때문에 너무 넓은 부위를 누르면, 가슴뼈 가장 아랫부분인 돌기가 손상될 수 있습니다. 따라서 영아의 가슴을 압박할 때에는, 손가락으로 약 4cm 깊이와 100~120회/분 속도로 눌러야 합니다.

구조자 수에 따른 가슴압박 방법

(1) 구조자가 혼자인 경우 – 두 손가락 압박

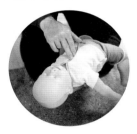

(2) 구조자가 두 명인 경우 – 엄지가슴압박법

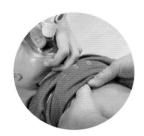

영아의 인공호흡 방법

(1) 영아의 기도확보

(2) 인공호흡

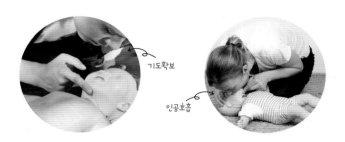

기도확보

인공호흡

호흡곤란의 초기 증상

(1) 숨을 들이마시거나 내쉴 때 호흡이 평소보다 힘들게 느껴지는 경우

(2) 가슴이 압박감으로 조여오는 듯한 느낌이 드는 경우

(3) 입술과 손끝이 푸르스름하게 변색되는 청색증이 관찰되는 경우

(4) 평소보다 더 빨리 혹은 천천히 호흡하거나 숨을 깊이 쉬려는 행동을 반복하는 경우

(5) 불안감과 함께 식은땀이 흐르는 증상이 있는 경우

심각한 응급상황인 경우

(1) 호흡수가 분당 30회 이상 증가하거나 10회 미만으로 감소할 경우

(2) 호흡 시 쌕쌕거리는 소리나 숨을 못 쉴 정도로 기침이 지속되는 경우

(3) 가슴 통증과 호흡곤란이 동시에 발생하는 경우

(4) 말이 끊기고 대화가 어려울 정도로 심각한 호흡곤란이 있는 경우

(5) 얼굴, 목, 입 주위가 부어올라 기도가 좁아지는 경우(알레르기 반응 의심)

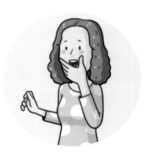